中草药识别与应用丛书

蛇虫咬伤中草药识别与应用

黄燮才 主编

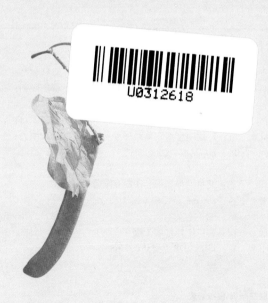

广西科学技术出版社

图书在版编目（CIP）数据

蛇虫咬伤中草药识别与应用 / 黄燮才主编. —南宁：广西科学技术出版社，2017.12（2024.4重印）

（中草药识别与应用丛书）

ISBN 978-7-5551-0768-2

Ⅰ. ①蛇… Ⅱ. ①黄… Ⅲ. ①蛇咬伤—中药疗法②昆虫—咬伤—中药疗法 ③中草药—基本知识

Ⅳ.①R269.46 ②R282

中国版本图书馆CIP数据核字（2016）第032646号

蛇虫咬伤中草药识别与应用

SHECHONG YAOSHANG ZHONGCAOYAO SHIBIE YU YINGYONG

黄燮才　主编

策　　划：罗煜涛　陈勇辉	
责任编辑：李　媛	责任校对：袁　虹
封面设计：苏　畅	责任印制：韦文印
出 版 人：卢培钊	出版发行：广西科学技术出版社
社　　址：广西南宁市东葛路66号	邮政编码：530023
网　　址：http://www.gxkjs.com	
印　　刷：北京兰星球彩色印刷有限公司	
开　　本：890 mm×1240 mm　1/32	
字　　数：90千字	印　　张：3.125
版　　次：2017年12月第1版	印　　次：2024年4月第2次印刷
书　　号：ISBN 978-7-5551-0768-2	
定　　价：68.00元	

《蛇虫咬伤中草药识别与应用》

编委会

主　　编： 黄燮才

编著者：
黄燮才	黄贤忠	黄镇才	刘雪琼	林云仙	陆　晖
黄　霞	黄　芳	黄　榆	刘哲君	黄　欣	韦家福
杨松年	黄超才	李宁汉	陈龙小	刘启文	邬家林
吴光弟	李延辉	罗世经	江宏达	李方荣	黎伯钧
周楚程	何明光	朱桂生	张耀辉	陈家玉	马永年
周昌卫					

◆ 前　言 ◆

　　蛇（主要指毒蛇）虫（主要指有毒昆虫）咬伤，在工业、农业生产和日常生活中随时都可能发生，也是山野考察、地质勘探和外出旅游人员的常见疾病。

　　早在晋代的《肘后备急方》中就有"用捣地榆根绞取汁饮和捣鬼针草敷上治毒蛇咬伤"以及"取人尿洗之治蜂蜇伤"的记载，其中的"一切蛇毒，急灸疮三五壮则众毒不能行"的经验，与现代用烧灼法（取火柴头5~7个放在伤口上点燃烧灼，以破坏蛇毒蛋白，使沾在伤口的蛇毒液变质，失去毒力作用）的毒蛇咬伤急救方法的原理相吻合。以上文献记载说明古代对蛇虫咬伤早已重视，并积累了一些治疗经验，有些仍沿用至今。新中国成立后，我国在使用中草药和运用中西医结合防治蛇虫咬伤方面积累了不少宝贵经验，对保障人民群众的健康起到了重大作用，也受到国际医药界的广泛推崇。同时，由于中草药具有药物易找、使用简便和花钱少等优点，仍然有许多人使用中草药治疗蛇虫咬伤。为了继承和发掘中国医药学遗产，使中草药在治疗蛇虫咬伤中更好地为人类健康服务，我们本着安全、有效、简便、经济和药物易找的原则，选择了民间常用而且疗效较好的中草药，结合临床经验，并参考有关文献资料，编著成这本《蛇虫咬伤中草药识别与应用》。

　　本书适合基层医生和中草药爱好者参考使用，也可供从事蛇虫咬伤研究以及资源开发者参考。希望本书的出版能在普及中草药科学知识、搞好城乡医疗保健、保障人民健康、开发利用中草药治疗蛇虫咬伤等方面提供可靠依据。

　　当前，"保护自然资源，保持生态平衡，就是保护人类自己"的观点已成为越来越多的国家和人们的共识。因此，希望在开发利用中草药时注意生态平衡，保护野生资源和物种。对疗效佳、用量大的野生中草药，应逐步引种栽培，建立生产基地，建立资源保护区，有计划地轮采，使我国有限的中草药资源能不断延续，为人类造福。

由于编者的水平有限和受客观条件的限制，书中难免存在不足之处，欢迎读者提出宝贵意见。

黄燮才

2016年10月

◆编写说明◆

1. 品种：本书收载治疗蛇虫咬伤临床常用中草药50种。每种按名称（别名）、来源、形态、生境分布、采收加工、性味功效、用量、禁忌、验方等项编写。目录的编排按中草药名称的第一个字的笔画多少为顺序。

2. 图片：每种中草药均有形态逼真的彩色图片。除小型草本拍摄全株外，木本、藤本和大型草本只拍摄有代表性的局部，用局部的枝叶、花或果来表现全体，因此在看图时，应对照形态项的描述，通过图文对照，提高识别能力。少数中草药还配有药材彩色图片。

3. 名称：中药原则上采用《中华人民共和国药典》、部颁标准或省（自治区）地方标准所用的名称，草药一般采用多数地区常用名称，以求药名逐步统一。

4. 学名：每种中草药在来源项中只选择1个符合国际命名法规的学名（拉丁学名）。

5. 验方：中西医病名均予采用，所列使用分量可供参考，使用时可根据药物性能和患者体质强弱、病情轻重、年龄大小、发病季节、所处地域等具体情况进行加减，做到辨证论治。凡不明症状或病情严重的，应及时请医生诊治，以免贻误病情。对有毒药物，用量尤须慎重，以免发生不良作用。

水煎服：指用清水浸过药面约2 cm煎药，煎好后滤出药液再加清水过药面复煎，2次药液混合作为1日量，分2～3次服用；病情紧急的，则1次顿服。煎药容器以砂锅为好，忌用铁器。

先煎：矿物类、介壳类（如龟板等）应打碎先煎，煮沸约10分钟后，再下其他药同煎。

后下：气味芳香的药物（如薄荷、砂仁等）宜在一般药即将煎好时下，再煎4～5分钟即可。

布包煎：为了防止煎药后药液浑浊及减少对消化道及咽喉的不良刺激，有些药物（如灶心土、旋覆花等）要用纱布包好再放入锅内煎煮；或先煎去渣，然后再放入其他药同煎。

另炖或另煎：某些贵重药物（如人参、鹿茸等），为了尽量保存有效成分，以免同煎时被其他药物吸收，可另炖或另煎，即将药物切成小片，放在加盖盅内，隔水炖1～2小时。

另焗：含有挥发油，容易出味，用量又少的药物（如肉桂等），可用沸开水半杯或用煎好的药液趁热浸泡并加盖。

冲服：散（粉）剂、小丸、自然汁及某些药物（如三七末、麝香、竹沥、姜汁、蜜糖、白糖或红糖）等，需要冲服。

烊化（溶化）：胶质、黏性大且易溶的药物（如阿胶、鹿胶、龟胶、饴糖等）与其他药物同煎，则易粘锅煮焦，或黏附于其他药物，影响药物有效成分溶解。用时应在其他药物煎好后，放入去渣的药液中微煮或趁热搅拌，使之溶解。

烧存性（煅存性）：将药物加热至焦化呈黑褐色，中心部分尚存留一点深黄色叫做"存性"，千万不能将药物烧成白灰，以致失去药效。

6. 计量：形态项的长度按公制用m（米）、cm（厘米）和mm（毫米）。验方中的重量换算如下：1斤（16两）＝500克，1两＝30克，1钱＝3克。液体按1斤＝500毫升。验方的用量，除儿科疾病外，均按成人量，儿童用时应酌减，一般用量如下：1～2岁用成人量的1/5，2～3岁用成人量的1/4，4～7岁用成人量的1/3，8～12岁用成人量的1/2。凡药名前冠有"鲜"字的，是指新鲜的药物，其他均为干燥药，如改为鲜药，一般用量可加倍。外用量可根据药物性能和病情等的不同情况灵活决定。

◆蛇虫咬伤简介◆

一、毒蛇咬伤

蛇分为毒蛇和无毒蛇两大类，这里主要介绍毒蛇咬伤。毒蛇有毒牙，毒牙连着毒腺，咬人时毒液由毒牙射入人体，使人中毒。

毒蛇咬伤的共同症状：疼痛明显，被咬处有2～4个明显的深牙痕，常有淋巴肿大、淋巴结炎或淋巴管炎。一般淋巴结呈蚕豆大或栗子大，软而有压痛，被咬部位在上肢，淋巴结肿大可出现于腋窝；在下肢，淋巴结肿大可出现在腹股沟（即大腿根部），伤口有麻木的感觉，严重时失去知觉，并有头晕、眼花、昏睡、不省人事、抽搐等症状，严重时呼吸、神经机能均呈紊乱状态，如不及时治疗，往往会有生命危险。

毒蛇咬伤的不同症状：（1）神经毒（中医称"风毒"）。有金环蛇、银环蛇、海蛇咬伤等。被这类毒蛇咬伤后，伤处不红不肿，疼痛亦轻，略痒而麻，全身有恶心、呕吐、出冷汗、脉搏快而弱，呼吸急促，以后出现复视、眩晕，最后因呼吸中枢被抑制而死亡，如不及时治疗，大多在6～10小时内死亡。（2）血液毒（也称循环毒，中医称"火毒"）。有眼镜蛇、眼镜王蛇（也称吹风蛇）、青竹蛇（竹叶青蛇）、蕲蛇（五步蛇）、蝰蛇、蝮蛇咬伤等。被这类毒蛇咬伤后，伤处立即红肿剧痛，甚至发紫坏死，并很快扩大肿痛，在伤口附近出现水疱或血泡，不久即溃烂流水，全身有畏寒、发热、头晕眼花、心闷想呕、昏迷沉睡不省人事等症状，有的全身出血（如血尿、衄血及胸腹腔大量出血等），如不及时治疗，大多在1～2日内死亡。伤口亦常有经久不收口的情况。

毒蛇咬伤的急救：被毒蛇咬伤，急取竹木杆烟筒内的烟油（又

1

名烟筒屎，其色如酱），用冷开水洗出烟油，服1～2碗，受毒重者其味必甜而不辣，多饮为佳。然后服用本书收载的中草药验方，或服蛇药片（成药），服法按说明书，急用生水或冷开水送服，并取蛇药片溶化涂伤口周围（伤口勿涂），使蛇毒排出，若伤口已结痂（伤口封闭），应用消毒针挑破或用消毒刀将伤口进行扩创（扩创时只要把淋巴管切断，使毒液不向上流即可），有利于毒液流出，如毒液不能畅流，可用吸奶器或拔火罐吸出毒液。如发现伤口有蛇牙（有的蛇牙细如鱼刺）断在肉里，应设法取出，否则难愈。可用生大蒜数瓣，雄黄3 g，捣烂敷伤口，自觉知痛后片刻即可除去敷药，细看便见蛇牙，即用针挑去。或用烟油搽伤口，蛇牙必出。另外，被毒蛇咬伤后，如找不到烟油，应立即取布条、橡皮带或撕下衣服来缚扎，若手指被咬，就扎住指根；若小腿或脚眼处被咬，就扎膝关节的上端；若前臂被咬，就扎肘关节上方，并将患肢下垂。缚扎必须在被咬后1～3分钟内完成（咬伤已超过12小时则不宜缚扎），并要注意每隔15～30分钟放松1次，每次1～2分钟，一般在伤口排毒或服药后0.5～1小时则可解除缚扎。缚扎后立即用生理盐水，或清水，或肥皂水，或3%双氧水，或0.1%高锰酸钾（又名灰锰氧）溶液反复冲洗伤口（但不要用酒精冲洗），洗去残余毒液。如无上述溶液，也可用新鲜小便冲洗。若伤口封闭（已结痂），则按前述方法进行扩创，排出毒液或吸出毒液，或在肿胀处下端，如手部在手指蹼间（八邪穴），如足部在足趾蹼间（八风穴）用消毒针与皮肤平行刺入皮下约1.6 cm，即迅速拔出，并将手或脚下垂，由上而下轻轻按摩，毒液便可溢出。也可取火柴头5～7个放在伤口上点燃烧灼1～2次，以破坏蛇毒蛋白，这也是有效的急救方法。如患者出现头晕，眼花，周身无力，视物有增大者，是心与脑中毒，必须急用蜈蚣2条（瓦上焙黄研细末），冲米酒少许服，可以挽救。或取雄黄、白芷、威灵仙、五灵脂各15 g，吴茱萸、浙贝母各

10 g，细辛6 g，水煎服（不论什么毒蛇咬伤，均可煎服急救）。

毒蛇咬伤的预防：毒蛇或无毒蛇多栖于山地和林荫密草丛中，也有生活在竹木树上（如青竹蛇）或水中（如海蛇、水蛇）。蛇怕热，白天常在稻田、树上、竹上、石岩或近水草丛中。蛇也怕严寒，所以常在洞穴内过冬。有些蛇白天不活动，晚上活动等。所以要预防毒蛇咬伤，必须做到：①搞好环境卫生，清除杂草，填塞洞穴，使蛇无藏身之处。②行走在蛇多出没的地方时，手拿竹木棍或树枝往前头打草，可以将蛇赶跑。从事野外作业的最好穿皮靴、厚袜和厚袄。走路时，特别是走过竹林或树木较多的荒野及林区时，除了注意地面，也要注意头上的安全（头上应戴安全帽或竹帽或草帽）。爬山抓树时，要看清树枝上是否有蛇（因有些树或竹具有蛇的保护色，不易识别，更要小心）。走路时特别是在蛇经常出没的地方要看路面是否有蛇，以免踩着蛇被咬，不能像在大城市行马路一样边抬头看景物边走路，应该是走路时要看路面，若要看路两旁的景物或植物时，应停住脚步看，看完了再看路面往前走。③晚上走路要带照明用具如手电筒或灯，照看是否有蛇横在路面上。在池塘、沟边或海边等处时，要注意是否有毒蛇。④遇到毒蛇主动追人时，人不要走直线，应走成大的圆圈，可避免毒蛇追赶上咬人。⑤捉蛇应用木杈扼住蛇的头部、颈部，然后将蛇打死。

毒蛇和无毒蛇的区别：毒蛇一般是头大颈细，头多呈三角形（但也有例外，如金环蛇、银环蛇等，头就不是三角形），尾短而细，也有尾长的。所以最可靠的鉴别方法是，毒蛇有毒牙和毒腺，无毒蛇没有毒牙和毒腺。如分辨不出或诊断不确定时，均应作为毒蛇咬伤，进行急救和治疗。

二、有毒昆虫咬（蜇）伤

蜈蚣咬（蜇）伤：伤处红肿，热痛，严重时有全身症状，如恶心、呕吐、头晕或全身麻木。

蜂蜇伤：伤处红肿，疼痛，有时有严重的全身症状。

蝎蜇伤：伤处烧灼样剧痛，患者有流涎、恶心、呕吐、嗜睡甚至虚脱等症状，有时可发生肌肉痉挛。

◆目 录◆

一 支 箭

▶**来源**　瓶尔小草科植物瓶尔小草 *Ophioglossum vulgatum* L. 的全草。

▶**形态**　多年生小草本。高10～20 cm。地下根状茎短而直立，由根状茎生出多数细长的根，肉质，土黄色。营养叶1片，无柄，稍肉质，狭卵形或卵状披针形，长4～6 cm，宽1.5～2.5 cm，先端钝或急尖，基部下延，边缘全缘，两面均无毛，中脉两侧的2次细脉与中脉平行，网脉通常不明显。孢子叶由营养叶基部生出，有长柄，远高出营养叶，顶端着生长2.5～3.5 cm的柱状孢子囊穗，淡黄色，顶部有小突尖；孢子囊圆球形，无柄，10～50对，排成2行，无毛。孢子期夏、秋季。

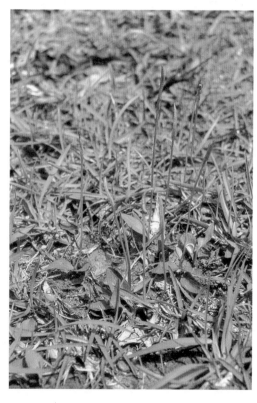

▶**生境分布**　生于阴湿草坡、森林草地、路边、沟边、低草草地。分布于我国辽宁、吉林、黑龙江、陕西、山东、江苏、浙江、江西、安徽、福建、台湾、湖北、湖南、广东、广西、河南、四

川、云南、贵州、西藏；北半球温带及亚热带其他地区也有分布。

▶**采收加工** 夏、秋季采，鲜用或晒干。用时洗净，切碎。

▶**性味功效** 微甘、酸，凉。清凉解毒，消肿止痛。

▶**用量** 3～10 g。

▶**验方** 1. 毒蛇咬伤：①鲜一支箭、鲜飞天蜈蚣（云南著）各等量。捣烂，加第二次洗米水调匀，由上而下擦伤口周围。②一支箭15 g。水煎服；另取鲜一支箭适量，捣烂敷伤口周围。③一支箭研细粉。每次服3 g，每日服3次，凉开水送服；另取一支箭粉3 g，加酒调匀，由上而下擦伤口周围。④一支箭、地耳草、鹅不食草（石胡荽）、七叶一枝花（或重楼）、臭虫（木虱）各10 g。研粉，加米酒500 ml浸泡10～15日后用，每次服15～30 ml，每日服2～3次。⑤一支箭、红乌桕叶、麻风树叶、臭虫各5 g。研细粉，取一半冲凉开水内服，另一半加凉开水调匀敷伤口周围。⑥一支箭研细粉。每次服5 g，每日3次，凉开水送服。

2. 吹风蛇咬伤：一支箭、徐长卿各10 g。嚼烂服汁，药渣敷伤口周围。或一支箭、徐长卿各15 g，半边莲30 g。水煎，冲米酒适量服，药渣捣烂敷伤口周围。

一点血（鼻血雷、天然草）

▶**来源** 马兜铃科植物管花马兜铃 *Aristolochia tubiflora* Dunn 的根。

▶**形态** 草质藤本。根细长圆柱形，外皮黄褐色，切断面白色。新鲜的嫩枝和叶柄折断后有微红色汁液渗出。茎无毛。单叶互生；叶片卵状心形或卵状三角形，长3～15 cm，宽3～16 cm，先端钝而有小突尖，基部心形，边缘全缘，上面绿色，下面浅绿色或粉绿色，密布小油点，两面无毛或下面有微毛，干后叶脉呈红褐色；叶柄长2～10 cm，无毛。花深紫色，单朵或2朵生于叶脉；小苞片卵形，长3～8 mm，无柄；花被长3～4 cm，基部呈球形，管口扩大呈漏斗状，一侧极短，另一侧延伸呈舌片状，卵状长圆形，宽5～8 mm，顶端钝；雄蕊6枚，花药贴生于合蕊柱近基部。蒴果长圆形，长约2.5 cm，宽约1.5 cm，成熟时开裂成6瓣。种子扁平卵形。花、果期4～12月。

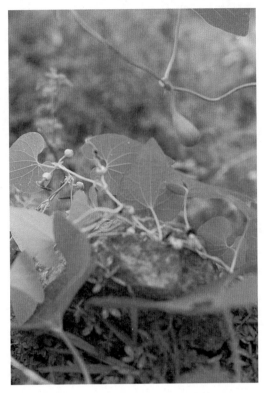

▶**生境分布** 生于向阳的路边、沟边、林边或林下湿润处。分布于河南、浙江、江西、福建、广东、广西、海南、湖北、湖南、四川、贵州。

▶**采收加工** 夏、秋、冬季采，鲜用或晒干。用时洗净，切片或切碎。

▶**性味功效** 苦，寒。清热解毒，消炎镇痛。

▶**用量** 10～15 g。

▶**验方** 1. 毒蛇咬伤：①一点血、七叶一枝花（或重楼）、假葡萄藤（异叶爬山虎枝叶）各30 g。水煎服，药渣捣烂敷伤口周围。②一点血、七叶一枝花（或重楼）、半夏各等量。研细粉，取6 g，用醋冲服，可免蛇毒攻心，然后取药粉适量与酒拌匀，自上而下擦（伤口勿擦），擦至伤口流黄水。③一点血（或通城虎）、青木香、鹅掌金星（金鸡脚的全草，又名三叉蕨）、尖距紫堇全草、隔山消（牛皮消的块根）各20 g，野三七（竹节参）60 g，八角莲30 g，徐长卿、山慈菇

（又名金耳环、土细辛）各10 g，威灵仙6 g。研细粉，每次服1 g，半小时服1次，连服8次，凉开水送服。以后视病情逐步延长服药时间，至病愈为止。如发现昏迷、心烦不安时，加服中成药牛黄清心丸1丸。若昏迷、脉搏微弱时，加麝香少许同服。若尿少，另取车前草、木通、金银花、滑石各30 g。水煎服。皮肤麻痛重者，取生半夏适量研粉调醋敷患处（伤口勿敷）。

2. 青竹蛇、金边蛇咬伤：鲜一点血（或通城虎）30～60 g，新鲜的冷米饭和生盐各少许。共捣烂敷伤口周围（伤口处扩创）；另取一点血（或通城虎）根15 g，捣碎，用米酒适量（以患者酒量而定）浸泡20分钟后顿服（连药渣一起服）。

一枝黄花（蛇头王、金锁匙）

▶**来源**　菊科植物一枝黄花 *Solidago decurrens* Lour. 的全草或根。

▶**形态**　多年生直立草本，高30～70 cm。根黄褐色或土黄色。茎无毛，基部常带红褐色。单叶互生；叶片椭圆形、长椭圆形或卵形，长2～5 cm，宽1～1.5 cm，先端尖，基部狭，边缘仅中部以上有锯齿或全缘，两面有短柔毛或下面无毛，茎上部的叶较小，披针形，边缘全缘。花黄色；头状花序直径6～8 mm，长6～8 mm，排成总状花序或伞房圆锥花序生于枝顶；总苞片披针形，顶端长渐尖；边缘花舌状，1层，舌片长约6 mm；中央花管状，黄色；雄蕊5枚，花药连合。瘦果圆柱形，无毛，顶端有白色冠毛。花、果期9～11月。

▶**生境分布**　生于山坡草地、林边、路边、草丛中、草坡上。分布于我国陕西、江苏、浙江、江西、安徽、福建、台湾、湖北、湖南、广东、广西、海南、四川、云南、贵州；亚洲各地也有分布。

▶**采收加工**　夏、秋季采，鲜用或晒干。用时洗净，切碎。

▶**性味功效**　微苦、辛，平；有小毒。消肿解毒，抗菌消炎，疏风清热。

▶用量　10～15 g。

▶验方　1. 青竹蛇咬伤：①鲜一枝黄花、鲜穿心莲叶各30 g。捣烂取汁，加米酒30 ml调匀顿服，药渣敷伤口周围。②一枝黄花、葛根各30 g，四块瓦（丝穗金粟兰）15 g。共捣碎，冲开水适量（或水煎），调烟筒油0.1 g服。③鲜一枝黄花、鲜藿香蓟（又名白花草）各6 g，鲜飞天蜈蚣（云南蓍全草）10 g。捣烂，用酒调匀擦伤口周围。若局部红肿不用酒，改用洗米水调匀敷伤口周围。

2. 毒蛇咬伤：①一枝黄花根15 g。研细粉，冲冷开水顿服；另取鲜一枝黄花根适量，捣烂敷伤口周围及百会穴（敷药前先剃去头顶百会穴的头发。②鲜一枝黄花30～100 g。水煎服；另取鲜一枝黄花叶、鲜鹅不食草（石胡荽）全草各等量，捣烂，敷伤口周围。③鲜一枝黄花、鲜一点红、鲜古羊藤（马连鞍）根各适量。捣烂，敷伤口周围；另取一枝黄花根6 g，研细粉，冲凉开水顿服。④鲜一枝黄花根60 g（或干品30 g）。捣烂，加冷开水擂汁，蜂蜜30 g调服。或水煎，加蜂蜜30 g调服。同时取鲜一枝黄花适量。捣烂，酌加甜酒糟捣匀，敷伤口周围及肿处。⑤鲜一枝黄花适量。捣烂，加米酒调匀，内服少许，其余从

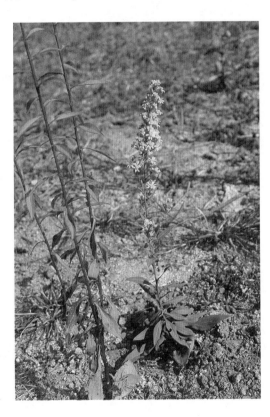

上而下擦伤口周围。药渣敷伤口周围。⑥鲜一枝黄花、鲜肿节风（草珊瑚的全株）各适量。捣烂冲米酒适量服，药渣敷伤口周围。⑦鲜一枝黄花、鲜山香全草、鲜古羊藤根、鲜一点红全草、鲜吴茱萸叶各适量，捣烂，敷伤口周围。

七叶一枝花（重楼）

▶**来源**　百合科（或延龄草科）植物华重楼 *Paris polyphylla* Sm. var. *chinensis*（Franch.）Hara 的根状茎。

▶**形态**　多年生直立草本，全株无毛，高35～100 cm。根状茎横卧，肥厚肉质，扁圆柱形，长5～12 cm，粗1～4 cm，表面黄棕色，密生有环节，节上有须根，切断面白色。茎单一，圆柱形。单叶，5～8片，通常7片轮生于茎顶；叶片倒卵状披针形或长圆状披针形，长8～18 mm，宽2.5～5.5 cm，先端尖，基部狭，边缘全缘；叶柄长3～8 mm。花黄绿色，单朵生于花茎顶端，花茎由茎顶抽出，长5～16 cm，少有达到30 cm；花被2轮，外轮花被片绿色，4～6片，狭卵状披针形，长4.5～7 cm，内轮花被片黄绿色，4～6片，狭条形，长1.5～3.5 cm，比外轮花被片短，通常中部以上变宽，宽1～1.5 mm；雄蕊8～10枚，花药长1.2～1.5 cm，长为花丝的3～4倍；药隔长1～1.5 mm。蒴果近球形，成熟时开裂。种子有鲜红色假种皮。花、果期5～10月。

▶**生境分布**　生于山地林下、山谷、沟边阴湿处或草丛中。分布于江苏、浙江、江西、福建、台湾、湖北、湖南、广东、广西、海南、四川、云南、贵州。

▶**采收加工**　秋季采，鲜用或晒干，用时洗净，切片或捣碎。

▶**性味功效**　苦，微寒；有小毒。清热解毒，消肿止痛，凉肝定惊，止血，抗肿瘤，抗生育。

▶**用量**　3～10 g。

▶禁忌　孕妇忌服。

▶验方　1. 毒蛇咬伤：①七叶一枝花研细粉。每次服3 g，每日服2次，凉开水送服。另取七叶一枝花用醋磨成浓汁，涂伤口周围，伤口勿涂。②七叶一枝花10 g。水煎服；另取七叶一枝花磨醋，取磨出液擦伤口周围，伤口勿擦。③鲜七叶一枝花适量。捣烂敷伤口周围，或磨醋，取磨出液涂伤口周围，伤口勿涂；另取鲜七叶一枝花10 g，生嚼，冷开水吞服。④七叶一枝花、半边莲各15 g，夏枯草10 g。水煎服。大便秘结加大黄15 g，元明粉10 g同煎，并取七叶一枝花磨醋，取磨出液涂伤口周围肿处，伤口勿涂。⑤七叶一枝花、地耳草、白花蛇舌草各15 g，吴茱萸、徐长卿各6 g。用米酒浸过药面，浸15日后用，每次服30 ml，每日服2次，并取药酒擦伤口周围，伤口勿擦。⑥七叶一枝花30 g，青木香60 g。研细粉，每次服4 g，每日服2～3次，用温开水送服。

2. 青竹蛇咬伤：①七叶一枝花、半边莲、白背叶根、狗肝菜各10 g。水煎冲米酒适量服。②七叶一枝花适量。磨醋，取磨出液涂伤口周围，伤口勿涂。另取竹（木）烟杆内的

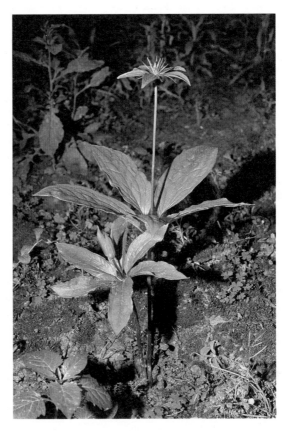

烟油，用冷开水洗出，饮1～2碗。若受毒重者，其味必甜而不辣，以多饮为佳。③七叶一枝花3 g。生嚼，冷开水吞服；另取七叶一枝花适量，捣烂（或研细粉），敷伤口周围。④鲜七叶一枝花250 g（无鲜品用干品亦可）。捣烂绞汁，用温开水冲服，渣敷伤口周围。

3．金环蛇、吹风蛇咬伤：七叶一枝花、雄黄各10 g，蜈蚣（活蜈蚣更佳）2条。用米三花酒500 ml浸泡7～10日后用，服药酒30～60 ml，若未愈，隔1～2小时后再服1次。

4．蜈蚣咬伤：七叶一枝花研细粉。每次服3 g，每日服2次。另取七叶一枝花磨醋取汁涂患处或嚼后敷患处。

八角莲（一把伞、八角金盘）

▶**来源**　小檗科植物八角莲 *Dysosma versipellis*（Hance）M.Cheng et Ying 的根状茎。

▶**形态**　多年生直立草本，高20～35 cm。地下根状茎粗厚似连珠状横生，有节，节上生多数须根，表面淡棕黄色，切断面白色。茎圆柱状，无毛，表面粉绿色，中空。叶1片，有时2片，生于茎顶；叶片盾状着生，近圆形，直径25～30 cm，边缘4～9浅裂，裂片阔三角形或卵形，边缘有小尖齿，上面无毛，下面有毛或无毛。花紫红色或深红色，5～8朵簇生于叶柄顶端离叶基不远处；无总梗；花梗长3～5 cm，结果时长可达7 cm，下垂，通常有毛；花瓣6片，匙状卵形，长约2 cm，雄蕊6枚，果实卵圆形，长约2 cm，成熟时紫黑色，内有多数种子。花、果期5～8月。

▶**生境分布**　生于石灰岩山或土山的密林阴湿处、草丛中、沟边、竹林下。分布于河南、江苏、浙江、江西、安徽、福建、台湾、湖北、湖南、广东、广西、海南、四川、贵州、云南。

▶**采收加工**　秋季采，鲜用或晒干，用时洗净，切片或切碎。

▶**性味功效**　苦、辛，平；有毒。清热解毒，散结消肿，抗病毒，抗肿瘤。

▶**用量**　5～10 g。

▶**禁忌**　孕妇忌服。

▶**验方**　1. 毒蛇咬伤：①八角莲适量。捣烂，加酒调擦伤口周围。同时取八角莲10 g，水煎服。②鲜八角莲120 g，雄黄3 g。捣烂，加米酒适量调匀，加水煎服部分，其余药擦伤口周围。③八角莲适量。磨白酒，取磨出液涂伤口周围。同时取八角莲6 g，水煎服。对神经性毒素，可取八角莲5节，用75%的酒精7 ml浸泡7日，取浸出液1～2 ml，注入伤口内。④八角莲、七叶一枝花（或重楼）各30 g，细辛3 g。研细粉，每次服15 g，每日服2次，冷开水送服。⑤八角莲10 g。水煎，冲米酒适量顿服，药渣加米酒捣烂敷伤口周围。⑥八角莲10 g。白酒1杯（或米醋1杯）磨成浓汁，加冷开水1碗冲服。⑦八角莲、七叶一枝花（或重楼）、白芷、甘草各15 g。水煎代茶，频频服。同时取八角莲、七叶一枝花（或重楼）各适量，捣烂敷伤口周围。⑧八角莲、凤仙花根各30 g，青木香15 g。捣烂敷伤口周围。同时取八角莲10 g，

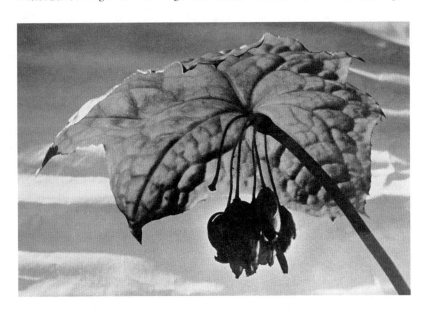

水煎服。

2. 蛇咬伤，蜈蚣咬伤：八角莲、山鸡椒（木姜子）根二层皮、通城虎各30 g。捣烂，加第2次洗米水调涂伤口周围。

3. 蜈蚣咬伤：八角莲适量。口嚼溶敷患处。

4. 黄蜂蜇伤：八角莲适量。捣烂敷患处，或用醋磨汁涂患处。

土 半 夏（裂叶犁头尖、山半夏）

▶来源　天南星科植物马蹄犁头尖 *Typhonium trilobatum*（L.）Schott 的块茎。

▶形态　多年生草本。地下块茎近球形或长圆形，肉质，长3～6 cm，直径1～2 cm，有环状节，节上生须根，外面暗褐色或灰褐色，切断面白色。单叶，通常有2～4片叶由块茎生出；叶片宽心状卵形，3浅裂或深裂，中裂片卵形，长10～15 cm，宽6～11 cm，侧裂片斜卵形，长8～13 cm，宽5～9 cm，两面均无毛，裂片边缘全缘或微波状；叶柄无毛，佛焰苞外面淡紫色带绿色，内面紫色，先端不扭卷成鞭状；肉穗花序突出；花瓣缺；中性花黄色，线形，长约7 mm，卷曲；雌花生于基部，子房1室；雄花生于上部，有雄蕊1～3枚，粉红色；附属体长圆锥形，长5～12 cm，直立，粗约5 mm，紫红色，浆果倒卵形。花、果期5～8月。

▶生境分布　生于阴湿的山谷、沟边、草地、荒地、路边、灌丛。分布于我国广东、广西、海南、云南；越南、老挝、柬埔寨、泰国、缅甸、印度、斯里兰卡、孟加拉、马来西亚、新加坡、印度尼西亚也有分布。

▶采收加工　全年可采，鲜用或晒干，用时洗净，切片或切碎。块茎毒性最大，未经炮制，不可内服，炮制方法同半夏。

▶性味功效　苦、辛，温；有毒。解毒消肿，散结止痛，止血。

▶用量　1～6 g。

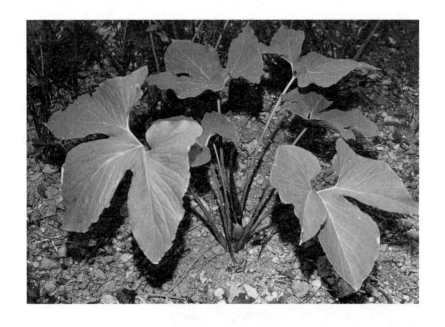

▶**禁忌** 孕妇忌服，未经炮制，不可内服。

▶**验方** 1. 毒蛇咬伤：土半夏10 g，七叶一枝花（或重楼）、半枝莲根、苦楝根皮各30 g。加白酒500 ml浸10日后用，取药酒擦伤口周围，并内服少量。

2. 青竹蛇咬伤：鲜土半夏、鲜红辣蓼全草各30 g。捣烂，敷伤口周围。

3. 蛇咬伤：制土半夏10 g，磨冷开水取浓汁服。另取土半夏适量，磨成液状擦伤口周围，或取鲜土半夏适量，捣烂，敷伤口周围。

4. 毒虫咬伤疼痛剧烈：鲜土半夏、鲜乌桕叶各20 g，鲜鬼针草全草、鲜匍伏堇（蔓茎堇）全草各60 g。捣烂，敷伤口周围。

土 园 儿（九子羊、野凉薯、疬子薯）

▶**来源**　豆科（或蝶形花科）植物土园儿 *Apios fortunei* Maxim.
的块根。

▶**形态**　多年生缠绕草本或蔓生草本。地下的块根球状或卵状，
外皮黄褐色，切断面白色，肉质。茎细长，有稀疏短硬毛。叶互
生，单数羽状复叶，有小叶3～7片；小叶片卵形或卵状披针形，长
3～7.5 cm，宽1.5～4 cm，先端尖，基部圆形或宽楔形，边缘全缘，

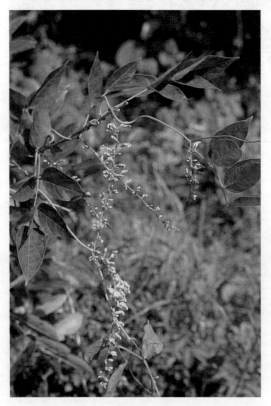

上面有疏短柔毛，
下面近无毛，叶脉
上有疏毛；叶柄长
6～8 cm；小叶柄短；
托叶小。花黄绿色或淡
绿色或绿白色；总状
花序生于叶腋，长6～
26 cm；花冠蝶形，长
约1 cm；雄蕊10枚，
其中9枚花丝合生。荚
果线形，扁平，长约
8 cm，宽约6 mm，成
熟时2瓣开裂。花、果
期9～10月。

▶**生境分布**　生于
山坡林边、山脚路边、
竹林边、灌丛中、沟
边、荒山草地，常缠绕
在灌木草丛中或树上。

分布于我国陕西、甘肃、河南、浙江、江西、福建、湖北、湖南、广东、广西、贵州、四川；日本也有分布。

▶**采收加工** 全年可采，多鲜用。用时洗净，切碎或捣碎。

▶**性味功效** 甘，平。消肿解毒，祛痰止咳。

▶**用量** 15～30 g。

▶**验方** 1. 毒蛇咬伤：①鲜土圆儿、鲜匍伏堇、鲜薯莨块根各适量。捣烂，敷伤口周围；另取鲜半边莲60 g捣汁服，或干品30 g，水煎服。②鲜土圆儿适量。捣烂，敷伤口周围；另取鲜垂盆草适量，捣烂取汁1杯，加雄黄、米酒各少许调服，每日服1～2次。③鲜土儿60 g，七叶一枝花（或重楼）6 g。水煎服；另取鲜土圆儿适量，捣烂，加甜酒糟共捣匀敷伤口周围。

2. 毒虫咬伤：鲜土圆儿适量，捣烂敷患处；另取七叶一枝花（或重楼）6 g，水煎服。

3. 蜈蚣咬伤：①鲜土圆儿、鲜番薯叶（红薯叶）各适量。捣烂敷患处。②鲜土圆儿、鲜地胆草根各适量。捣烂，敷患处。

大 蒜（蒜头、大蒜头）

▶**来源** 百合科（或石蒜科）植物蒜 *Allium sativum* L. 的鳞茎。

▶**形态** 多年生直立草本。全株有特殊的蒜气味。地下鳞茎近球形，由6～10枚小鳞瓣紧密排列而成，全部包于银白色或淡红色或紫红色膜质鳞被内。单叶，数片基生自鳞茎；叶片扁平宽条形或条状披针形，绿色或灰绿色，长达50 cm，宽达2.5 cm，先端渐尖，边缘全缘，两面均无毛。花白色或淡红色；伞形花序生于花茎顶端，花茎圆柱形，实心，高达60 cm；花序有密的珠芽，间有数花；花序下有膜质苞片1～3片，浅绿色；花被片6片；雄蕊6枚。少结实而为淡红色的珠芽所代替，常用鲜瓣繁殖。蒴果。种子黑色。花、果期夏季。

▶**生境分布** 栽培植物。我国各地有栽培；世界各地也有栽培。

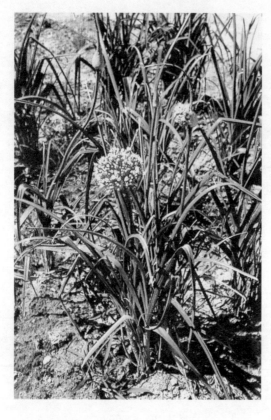

▶采收加工　春季采，挂高处阴干。生用，用时剥去鳞被，切碎或捣溶。

▶性味功效　辛，温。解毒消炎，温脾和胃，杀灭霉菌，抗氧化，抗血凝，降血脂，抗肿瘤。

▶用量　6～15 g。

▶禁忌　胃溃疡者慎服。

▶验方　1.毒蛇咬伤：①大蒜、雄黄各6 g。捣烂，敷伤口周围。另取烟筒油（吸烟用的烟管内的油）6～10 g。用凉开水冲服（烟筒油有毒，内服注意勿过量）。②大蒜、雄黄、鲜一枝黄花各适量。捣烂，敷伤口周围。

2.蛇咬伤：大蒜、山豆根各3 g。水煎服并外敷伤口周围。

3.蜈蚣咬伤：大蒜适量。捣烂，敷患处。

大金不换（紫背金牛）

▶**来源**　远志科植物华南远志 *Polygala glomerata* Lour. 的全草。

▶**形态**　一年生直立草本，高10～20 cm。嫩茎有短柔毛或近无毛。根土黄色。单叶互生；叶片椭圆形或长圆状披针形，长1～6 cm，宽1～2 cm，顶端钝而有小短尖，边缘全缘，两面无毛或有细柔毛，下面常带紫红色；叶柄长1～3 mm。花淡黄白色或淡红色，长4～5 mm；总状花序生于叶腋，比叶片短很多；萼片5片，边缘有毛，内面2片镰刀状，较大，顶端短尖；花瓣3片，下部合生，中间1片兜状，近顶端附属物呈丝状；雄蕊8枚，花丝下部合生成鞘状，上部分离。蒴果扁圆形，顶端内凹，有狭翅和缘毛。花、果期7～9月。

▶**生境分布**　生于空旷草地、山坡、路边、溪边。分布于我国福建、湖北、湖南、广东、广西、海南、贵州、云南；越南、印度、菲律宾也有分布。

▶**采收加工**　夏、秋季采，鲜用或晒干。用时洗净，切碎。

▶**性味功效**　辛、微甘，平。清热解毒，散瘀止痛，镇咳，健脾消积。

▶**用量**　10～15 g。

▶**验方**　1. 毒蛇咬伤：①大金不换、半枝莲各等量。研细粉，每次服15 g，凉开水送服。另取15 g调酒敷伤口周围。②大金不换、半边莲、瓜子金、节节花根（耳草的根）、含羞草、决明全草各等量。用三花酒浸过药面为度，7日后用，每次服20～30 ml，每隔1小时服1次，病情好转后隔3～4小时服1次，并用药酒自上而下擦伤口周围。

2. 青竹蛇咬伤：大金不换、叶下珠、白花草（藿香蓟）、水瓜（丝瓜）种子各30 g。水煎，冲米酒服兼擦伤口周围。

3. 吹风蛇咬伤：大金不换、白花草（藿香蓟）各30 g，红乌桕根皮（或乌桕根皮）、地桃花根、黄花地丁（蔓茎堇）各15 g。水煎服兼

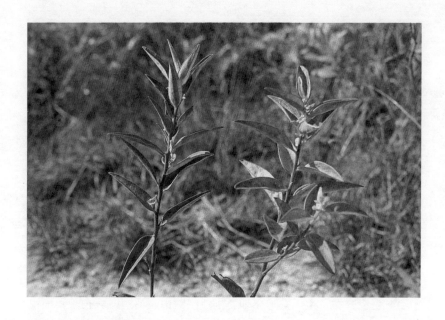

擦伤口周围，如伤口腐烂，取溪黄草（或长叶香茶菜）适量，水煎洗患处。

4. 吹风蛇咬伤，青竹蛇咬伤：大金不换15 g，红乌桕根（或乌桕根）30 g。捣烂，冲米酒适量服，药渣擦伤口周围。

5. 神经类毒蛇及溶血类毒蛇咬伤：大金不换15 g，半边莲、含羞草、决明全草各60 g，无患子根皮30 g。捣烂，加适量水煎，如为神经类毒蛇（如金环蛇、银环蛇）咬伤，则取水煎液冲米酒或米醋适量服；如为溶血类毒蛇（如吹风蛇、青竹蛇等）咬伤，则取水煎液冲米酒。上药量为1剂，每剂分2次服，每1小时服1次，5小时内服2剂，每剂均用药渣擦伤口周围，切勿擦伤口处。

山 慈 菇（山茨菇、金耳环）

▶**来源**　马兜铃科植物山慈菇 *Asarum sagittarioides* C.F.Liang 的全草。

▶**形态**　多年生草本。根状茎短，根丛生，淡黄色，气味辛香。单叶，通常1～2片或少有4片，生于根状茎顶端；叶片长卵形、宽卵形或近三角状卵形，长15～25 cm，宽11～14 cm，先端尖，基部耳状心形或耳形，上面有时有云斑，下面初时有短毛，后变无毛；叶柄长10～20 cm。花紫绿色或紫色，单朵生于叶腋，多贴近地面，每花枝通常有花2朵；花被管外面无毛，喉部极缢缩，有明显膜环，顶端3裂，裂片基部有多列乳突状褶皱；雄蕊12枚，药隔略伸出，锥尖状或短舌状；子房半下位，花柱6枚，离生，顶端2裂，柱头生于裂缝外侧。果

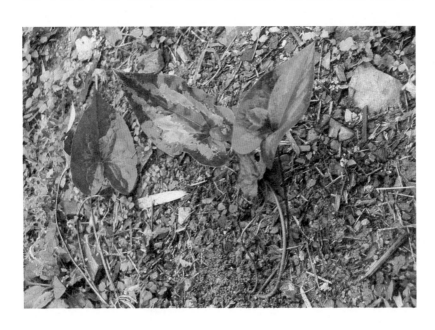

实卵圆状，直径1～1.5 cm。花、果期11月至次年春季。

▶**生境分布**　生于山坡、沟边、林下阴 湿处。分布于广西。

▶**采收加工**　夏、秋季可采，鲜用或阴干。用时洗净，切碎。

▶**性味功效**　辛、微苦，温；有小毒。祛风止痛，散瘀消肿。

▶**用量**　3～6 g。

▶**禁忌**　不宜与藜芦同用。

▶**验方**　1.毒蛇咬伤：①山慈菇、少果海桐（或光叶海桐）根皮各15 g，七叶一枝花（或重楼）30 g。研细粉，每次服10 g，每日服3～4次，冲米酒服，并擦伤口周围。②山慈菇、木防己根、无患子根各6 g，两面针根1 g。用水1碗煎成半碗，加米酒1杯冲服。

2. 吹风蛇、金环蛇、青竹蛇、三步跳（鹧鸪蛇）等毒蛇咬伤：鲜山慈菇15 g，捣烂，冲温开水，去渣内服，1次服完，每日1剂。另取鲜山慈菇、金果榄各适量，捣烂，敷伤口周围，并静脉注射50%的葡萄糖。

3. 蛇咬伤：山慈菇适量。捣烂，敷伤口周围。

4. 吹风蛇咬伤：鲜山慈菇、鲜半夏叶（或土半夏叶）、鲜土荆芥全草各适量。捣烂，冲开水适量榨汁，内服少量，余下药汁自头顶向下擦至伤口处（伤口勿擦），并用药渣敷伤口周围。

山白菊根（野白菊、三脉马兰）

▶**来源**　菊科植物三脉紫菀 *Aster ageratoides* Turcz. 的根。

▶**形态**　多年生直立草本。根淡黄白色。茎有柔毛或粗毛。单叶互生；叶片宽卵圆形、椭圆形或长圆状披针形，长5～15 cm，宽1～5 cm，边缘有浅或深的锯齿，上面有短粗毛，下面有短柔毛，常有腺点，基部狭，有离基三出脉，侧脉每边3～4条，网脉明显；叶柄有毛。花白色；头状花序直径1.5～2 cm，排成伞房花序生于枝顶；总苞倒圆锥状或半球状，直径4～10 mm；总苞片3层，线状长圆形，边缘有毛；边缘为舌状花，舌片线状长圆形，长约1 cm，宽约2 mm，白色；中央为管状花，黄色，花冠管5裂；雄蕊5枚，花药连合。瘦果有短粗毛，顶端有污白色或浅红褐色冠毛。花、果期7～12月。

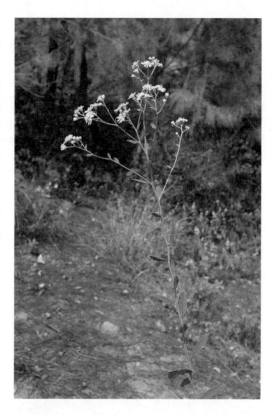

▶**生境分布** 生于山坡、山谷、林边、疏林下、灌木丛中。分布于我国各地；朝鲜、日本及亚洲东北部也有分布。

▶**采收加工** 夏、秋季采，鲜用或晒干。用时洗净，切碎。

▶**性味功效** 辛、苦，凉。疏风清热，解毒，祛痰，抗菌消炎。

▶**用量** 15～60 g。

▶**验方** 1. 青竹蛇咬伤：山白菊根、小槐花根各30 g。水煎服，药渣敷伤口周围。

2. 蕲蛇、蝮蛇咬伤：鲜山白菊根、鲜半边莲、鲜小槐花根各60～100 g。捣烂，绞汁服；另取上药各适量，捣烂，敷伤口周围，每日2次。

3. 毒蛇咬伤：①鲜山白菊根120 g，鲜地耳草60 g。捣烂，绞汁，炖温服；药渣敷患处，或另取上药鲜品各适量，捣烂，敷伤口周围。②山白菊根、青木香、朱砂根各15 g。水煎服。危重者加青木香25 g，麝香1.5 g（另包冲服）同煎服。同时取鲜山白菊根、鲜岭南花椒（或竹叶花椒）叶、鲜半边莲、鲜苎麻根、鲜杠板归各等量。捣烂，敷伤口周围。

山芝麻根（假芝麻、山油麻）

▶**来源** 梧桐科植物山芝麻 *Helicteres angustifolia* L.的根。

▶**形态** 小灌木，高0.5～1 m。根粗壮，圆柱形，长而横生，表面黑褐色。嫩枝灰绿色，有短柔毛，茎皮柔韧。单叶互生；叶片狭长圆形或条状披针形，

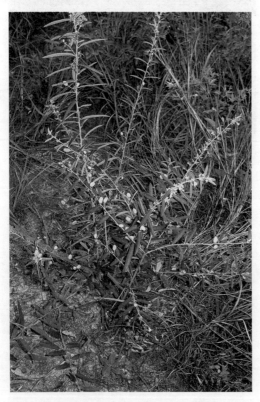

长3～6 cm，宽1.5～2.5 cm，顶端尖，基部钝或圆形，边缘全缘，上面近无毛或有极稀的星状小柔毛，下面密生灰白色或淡黄色星状茸毛，间或混生刚毛；叶柄长5～7 mm，有毛。花红紫色或淡紫色；聚伞花序生于叶腋，有花多朵；花萼筒状，有星状短柔毛，5裂；花瓣5片；基部有2个耳状附属体；雄蕊10枚，退化雄蕊5枚，花丝合生成管状。蒴果卵状长圆形，长1～2 cm，宽约8 mm，密生星状毛及混

生茸毛。花、果期5～8月。

▶**生境分布** 生于向阳的丘陵山坡、灌木丛中、路边草地上。分布于江西、福建、台湾、湖南、广东、广西、海南、云南、贵州。

▶**采收加工** 全年可采，趁鲜切片，鲜用或晒干。用时洗净，切碎。

▶**性味功效** 苦，寒。清热解毒，凉血泻火，消肿止痒，抗菌消炎。

▶**用量** 15～30 g。

▶**禁忌** 脾虚泄泻者忌服。内服量过大有致泻和恶心的副作用。

▶**验方** 1. 毒蛇咬伤：①鲜山芝麻根60～100 g。米酒煎服。另取煎液擦患处（伤口勿擦）。②山芝麻根二层皮，每次1.5～3 g，先用口嚼烂后（嚼至药渣无味为止），米酒适量送服，服后约10～15分钟，伤口（应先用消毒刀将伤口扩创，以利毒液排出）可流出大量黄色黏液，疼痛随之减轻，肿胀也渐消。③山芝麻根、乌桕根（或红乌桕根）各60 g。用米酒煮成汤，服药汤至醉为度。④山芝麻根研细粉，取适量加米酒调匀敷伤口周围；另取山芝麻根粉6～10 g，水、酒各半煎，顿服。

2. 毒蛇咬伤、蛇毒攻心：山芝麻根、红乌桕根各30 g，山慈菇（或细辛）15 g。用米酒适量煎服，服至醉为度，醒后肿痛渐消。

3. 毒蛇咬伤、周身肿胀：山芝麻根（或全株）适量。捣烂，用沸开水冲，洗身。

川八角莲（八角莲）

▶**来源** 小檗科植物川八角莲 *Dysosma veitchii*（Hemsl.et Wils.）Fu ex Ying 的根状茎。

▶**形态** 多年生直立草本，高10～20 cm。地下根状茎横生，结节状。茎基部有大鳞片。茎生叶2片，对生；叶片盾状着生，近圆形，直

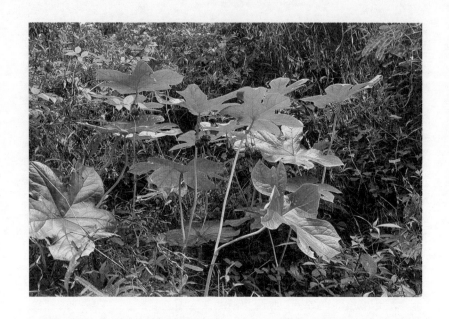

径18～24 cm，边缘6～8掌状深裂几达中部，裂片楔状长圆形，先端通常3裂，小裂片三角形，边缘有疏小腺齿，上面有紫红色晕斑，下面沿脉有微柔毛。花紫红色，2～6朵簇生于2片叶柄交叉处；花梗长1.5～2 cm，下垂，花瓣6片，长圆状披针形，长4～5 cm；雄蕊6枚。果实卵形，成熟时红色。花、果期4～8月。

▶**生境分布**　生于山坡、山谷、沟边林下阴湿处。分布于四川、云南、贵州。

▶**采收加工**　同八角莲。

▶**性味功效**　同八角莲。

▶**用量**　同八角莲。

▶**禁忌**　同八角莲。

▶**验方**　同八角莲。

王 瓜 根

▶**来源** 葫芦科植物王瓜 *Trichosanthes cucumeroides*（Ser.）Maxim. 的根。

▶**形态** 多年生攀缘草质藤本。根块状，肥大，纺锤形，肉质，茎有短柔毛。单叶互生；叶片宽卵形或圆形，长5～13 cm，宽5～12 cm，通常3～5浅裂或深裂，或有时不分裂，裂片边缘有锯齿，基部心形，上面有短柔毛和短刚毛，下面密生短柔毛；卷须生于叶柄侧边，先端叉状。花白色，雌雄异株，雄花少数，短总状花序；小苞片线状披针形，长约3 mm，边缘全缘有毛，反折；花萼筒状，5裂，裂片反折，线状披针形，长约5 mm；花冠5裂，裂片长圆状卵形，长约1.5 cm，宽约0.7 cm，边缘细裂呈丝状；雄蕊3枚，1枚1室，2枚2室，药室对折；雌花单生。果实卵圆形、卵状椭圆形或球形，无毛，长约7 cm，直径约5 cm，成熟时橙红色。种子横长圆形，宽过于长，深褐色，两侧室大，近圆形，表面有瘤状突起。花、果期5～11月。

▶**生境分布** 生于溪边、沟谷灌木丛、山坡疏林、林边、草丛中。分布于我国江苏、浙江、江西、安徽、福建、台湾、湖北、湖南、广东、广西、海南、四川、云南、贵州；越南、日本也有分布。

▶**采收加工** 秋季采，鲜用或晒干。用时洗净，切碎。

▶**性味功效** 苦，寒；有毒。清热解毒，利尿，抗肿瘤。

▶**用量** 10～30 g。

▶**验方** 毒蛇咬伤：①王瓜根适量。研细粉，加井水或泉水调成饼状，敷伤口周围；另取王瓜根用白酒磨成乳汁状，频频涂伤口周围肿胀处。同时取王瓜根30 g，水煎，1次服，每日服1次。或王瓜根30 g，研细粉，开水送服。②王瓜根、金果榄、七叶一枝花（或重楼）、青木香、半边莲、杠板归、隔山香、马蹄金各等量。捣烂，敷伤口周围；另取鲜王瓜根、鲜半边莲各60 g，捣烂取汁服。③王瓜根、

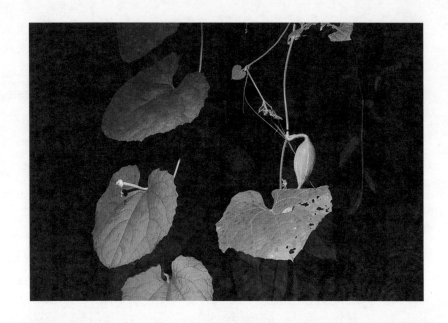

瓜子金、鹅不食草、杠板归、天胡荽、乌桕嫩叶、木芙蓉叶、乌蔹莓根、蛇莓全草各适量（其中瓜子金、鹅不食草用量较其他药大）。嚼烂敷伤口周围，每日1次。换药前，可用消炎药水清洗伤口，洗去坏死组织，撒上少许红粉（三仙丹）、黄丹后再敷药。④王瓜根、青木香、金果榄、鹅不食草、马蹄金各等量。研细粉，每次服12～15 g，开水冲服，每日服3次。本方有阻止蛇毒攻心的作用，被毒蛇咬伤后须尽快服用。

天 胡 荽（满天星）

▶**来源** 伞形科植物天胡荽 *Hydrocotyle sibthorpioides* Lam. 的全草。

▶**形态** 多年生草本。茎卧地生长，无毛，节上生根，常成小片生长。单叶互生；叶片圆形或肾圆形，长0.5～1.5 cm，宽0.8～2 cm，5～7浅裂或不分裂，边缘有钝齿，上面无毛，下面脉上有毛，有时两面无毛或密生柔毛，叶柄长0.5～9 cm，无毛或顶端有毛。花小，绿白色；伞形花序与叶对生，单个生于节上；花序梗长0.5～3.5 cm；每个伞形花序有花5～18朵，密集成头状；花瓣5片，雄蕊5枚。果实扁圆形，直径约2 mm，无毛。花、果期4～9月。

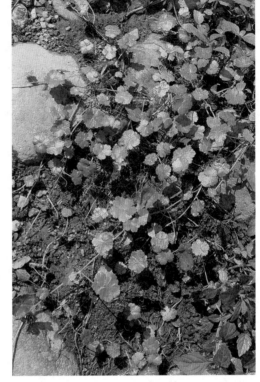

▶**生境分布**　生于湿润草地、沟边、路边、园边、村前屋后、林下。分布于我国陕西、江苏、浙江、江西、安徽、福建、台湾、湖北、湖南、广东、广西、海南、四川、云南、贵州；朝鲜、日本、印度及东南亚各国也有分布。

▶**采收加工**　全年可采，鲜用或晒干，用时洗净，切碎。

▶**性味功效**　苦、辛，寒。清热利湿，凉血解毒，抗菌，消炎止痛。

▶**用量**　10～15 g。

▶**验方**　毒蛇咬伤：①鲜天胡荽、鲜乌桕根或叶各60 g。水煎，米酒适量调匀顿服。②鲜天胡荽、鲜半边莲、鲜连钱草各等量。捣烂绞汁服，药渣敷伤口周围。③鲜天胡荽、鲜积雪草、鲜大田基黄（星宿菜）、鲜乌桕叶、鲜黄毛耳草、鲜白花蛇舌草各60 g，鲜半边莲、鲜一枝黄花各120 g。捣烂，加适量冷开水反复捣汁至1000 ml，加白酒适量，雄黄粉10 g，混合均匀，将药汁分成两等份，一份加糖适量调匀分2次服；另一份不加糖，用纱布浸药汁敷伤口周围。如大小便不通者，加车前草、海金沙、生石膏、大黄各15 g，水煎服。如起水泡者，取鲜苦蘵（又名天泡草、灯笼草）、鲜薜荔各等量，捣烂绞汁点于水疱上；或取鲜蛇莓60 g捣汁，一半内服，另一半涂水疱上。如高烧不退，加龙胆草15 g，柴胡20 g，水煎服。如呕吐不止，取姜制半夏12 g，灶心土60 g，水煎服。如长期溃烂不收口，取千里光、杠板归各等量，水煎洗伤口，每日洗1次，并用纱布浸药液湿敷。

天 南 星（南星）

▶**来源** 天南星科植物一把伞南星 *Arisaema erubescens*（Wall.）Schott 的块茎。

▶**形态** 多年生直立草本，高50～90 cm。块茎扁球形，肉质，直径4～6 cm，外面黄褐色，有时淡紫色，有多数须根。叶1枚，呈放射状全裂，裂片无定数，多至20片，通常7～15片，裂片披针形或长圆形，无柄，长8～20 cm，宽0.6～3.5 cm，先端长渐尖，并延伸为线形长尾，基部狭，边缘全缘，或波状，两面均无毛，叶柄比叶裂片长，长40～80 cm，绿色，杂有褐色或赤色斑纹。肉穗花序从叶柄下部抽出；佛焰苞外面绿色或紫色，有白色条纹或无条纹，里面多有紫斑，顶端渐尖呈细丝状；附属体长2～4 cm，向两头略尖，中部粗2.5～5 mm，下部有中性花；花瓣缺；花药2～5个簇生。果序圆柱形，长5～7 cm，粗3～5 cm；浆果肉质，红色。花、果期5～9月。

▶**生境分布** 生于阴湿的沟边、林下、林边、荒地、草坡、灌丛。分布于我国陕西、甘肃、宁夏、青海、山西、河北、河南、浙江、江西、安徽、福建、台湾、湖北、湖南、广东、广西、海南、四川、贵州、西藏、云南；印度、泰国、缅甸、不丹、尼泊尔也有分布。

▶**采收加工** 秋季采，除去外皮，鲜用或晒干，用时洗净。天南星有毒，未经炮制的天南星，不可内服。

▶**性味功效** 苦、辛，温；有毒。祛痰，镇静，镇痛，镇痉，散结消肿。

▶**用量** 3～9 g。

▶**禁忌** 孕妇忌服。

▶**验方** 1. 毒蛇咬伤：①生天南星适量。用淘米水或醋，磨成浓汁涂伤口周围；或鲜天南星适量，捣烂，敷伤口周围。②鲜天南星适量。用酒磨成浓汁，揉擦伤口周围，从肿部外周推向伤口，伤口勿擦。③鲜天南星、鲜瓜子金各适量。捣烂，敷伤口周围。④鲜天南星、鲜半边莲、鲜杠板归叶、鲜黄药子（黄独的块茎）、鲜灯笼果（酸浆的果实或全草）各等量。捣烂，敷伤口周围。⑤鲜天南星适量。捣极烂，加酒糟适量捣匀，敷伤口周围及肿处。⑥生天南星、七叶一枝花各40 g，竹叶花椒根30 g，蜈

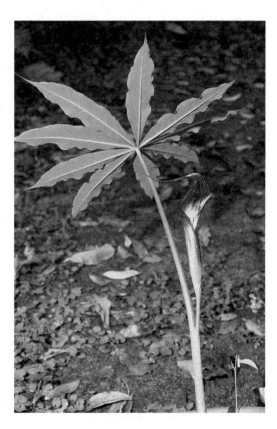

蚣3条、臭虫（木虱）7只，烟筒油适量。捣烂，敷伤口周围（不能内服），并在肿处的外缘涂1圈。

2. 眼镜蛇咬伤：①天南星、瓜子金、雄黄各适量。共研细粉，用白酒调匀敷伤口周围。其他毒蛇咬伤亦治。②生天南星、八角莲各等量。研细粉，冷开水调敷伤口周围。同时取八角莲、七叶一枝花、白芷、甘草各15 g。水煎频服。

乌　柏（白乌桕）

▶**来源**　大戟科植物乌桕 *Sapium sebiferum*（L.）Roxb. 的根皮、叶或乳状汁液。

▶**形态**　落叶乔木。全株无毛。嫩枝、叶柄折断有乳状汁液。根皮外面浅黄棕色，内面黄白色。单叶互生；叶片菱形或菱状卵形，长3～8 cm，宽3～9 cm，先端长渐尖，边缘全缘；叶柄长2.5～6 cm，顶端有2个腺体；托叶小。花黄绿色，无花瓣；雌雄同株；总状花序生于枝顶，长6～12 cm；雌花生于花序轴最下部；雄花生于花序轴上部；雄花：花萼3浅裂，雄蕊2枚，少有3枚；雌花：花萼3深裂，子房3室，花柱3枚，基部合生。蒴果梨状球形；成熟时黑色，直径1～1.5 cm，内有种子3粒。种子扁球形，外面有白色蜡质假种皮。花、果期4～8月。

▶**生境分布**　生于旷野、路边、沟边、池塘边、疏林中或栽培。分布于我国陕西、甘肃、河南、山东、江苏、浙江、江西、安徽、福建、台湾、湖北、湖南、广东、广西、海南、四川、云南、贵州；越南、印度、日本也有分布，欧洲、美洲、非洲有栽培。

▶**采收加工**　夏、秋季采叶，全年采根皮，鲜用或晒干。用时洗净，切碎。乳状汁液，随用随采。

▶**性味功效**　苦，寒；有毒。杀虫，解蛇毒，利尿，通便，抗菌，止痒。

▶**用量**　根皮：3～10 g。叶：10～15 g。

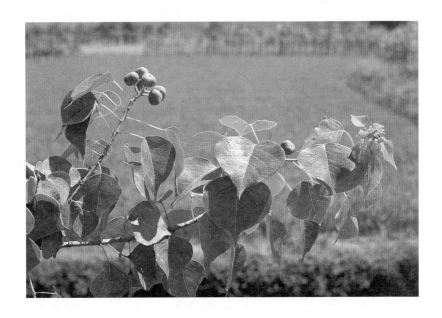

▶**禁忌** 溃疡患者及孕妇忌服。

▶**验方** 1. 毒蛇咬伤：①乌桕根、山芝麻根各60 g。用米酒煮成汤，饮汤至醉为度。②鲜乌桕叶30 g，鲜枫香树叶60 g。捣烂，加冷开水适量调匀或用糯米水150 ml调匀，取汁服，渣敷伤口周围。③鲜乌桕根皮60 g。水煎服。另取鲜乌桕叶适量，加雄黄适量，捣烂敷伤口周围。④鲜乌桕根皮（刮去外皮）15～30 g，陈甜酒适量，淘米水半碗。隔水煮沸，分2次服。或鲜乌桕嫩芽、叶各30 g。切碎和黄糖适量捣烂，加冷开水擂汁服（可先服一半，2小时后大便未解再服另一半）。同时取鲜乌桕嫩叶适量，加雄黄少许，捣烂，再加烧酒或黄糖或口津（口水）调匀，敷伤口周围（体弱、便溏、孕妇忌服）。⑤鲜乌桕根100 g，木贼草120 g。水煎服；另取青木香适量捣碎，加雄黄、烧酒各适量，调匀敷伤口周围。⑥鲜乌桕嫩叶60 g。捣烂取汁，冲冷开水服。⑦鲜乌桕叶、鲜吴茱萸叶各60 g，鲜烟叶30 g。捣烂，用糯米水调匀，擦伤口周围。

2. 吹风蛇咬伤，金环蛇咬伤：①乌桕根皮、酸藤子根皮各60～90 g，野漆树（或漆树）果30 g。先取扫把枝（岗松）适量，煎水洗患处，并用针刺破伤口，挤出毒血，再将上药水煎，冲米双酒服，至醉更好。②鲜乌桕嫩叶适量。嚼烂，酌加砂糖调匀敷伤口周围；另取鲜乌桕根二层皮适量，捣汁15 ml服；大便未解者，2小时后再服15 ml。

3. 蜈蚣咬（蜇）伤：①鲜乌桕嫩叶适量。捣烂，敷患处。②鲜乌桕叶、鲜辣蓼叶各适量。捣烂，先擦后敷患处。

4. 黄蜂蜇伤：乌桕乳状汁液、烟筒油各适量。先用烟筒油点患处，片刻后，用乌桕乳状汁液点患处。

半边莲（急解索、半边花）

▶来源　桔梗科（或半边莲科）植物半边莲 *Lobelia chinensis* Lour. 的全草。

▶形态　多年生矮小草本。新鲜茎叶折断有白色液汁渗出。茎平卧，无毛，节上生根，分枝直立，高5～15 cm，单叶互生；叶片椭圆状披针形或条形，长8～25 mm，宽2～6 mm，边缘全缘或顶部有锯齿，两面均无毛；无柄或近无柄。花粉红色或白色，通常单朵生于叶腋；花梗长1～2.5 cm；花冠5裂，所有裂片平展在下方，呈1个平面，裂片几乎同形；雄蕊5枚，花丝中部以上连合成筒状，无毛，未连合部分的花丝侧面有柔毛。蒴果倒锥状，内有多数种子。花、果期5～10月。

▶生境分布　生于水田边、田埂、水沟边、湿润草地上。分布于我国湖北、湖南、江西、江苏、浙江、安徽、福建、台湾、广东、广西、海南、四川；亚洲各国也有分布。

▶采收加工　夏、秋季采，鲜用或晒干。用时洗净，切碎。

▶性味功效　辛，平。清热解毒，利尿消肿。

▶用量　10～15 g。

▶**禁忌**　孕妇慎服。

▶**验方**　1. 毒蛇咬伤：①半边莲30 g。水煎服，每日1剂；同时取半边莲粉、辣椒叶调醋敷伤口周围，每日敷1次。②鲜半边莲、鲜地耳草、鲜白花蛇舌草各30 g。捣烂，取汁冲米酒适量服。干药则用量减半，水煎，冲米酒适量服。③鲜半边莲120 g。捣烂，加甜酒或温开水擂汁内服，服后盖被发微汗，每日服1次，重症每日服2次，药渣敷伤口周围。④鲜半边莲100 g。捣烂，加酒调匀取汁服；另取鲜半边莲适量，雄黄少许，共捣烂，敷伤口周围。⑤鲜半边莲、鲜地耳草各100 g。捣烂，取汁冲米酒适量服；药渣敷伤口周围。⑥半边莲30 g，夏枯草10 g，细辛3 g，蜈蚣3条，全蝎3只。水煎服。⑦鲜半边莲60 g，鲜徐长卿30 g。水煎服，药渣捣烂，敷伤口周围。干药则用量减半，水煎服，同时取煎液涂伤口周围。⑧鲜半边莲250 g。水煎浓汁服；或捣烂加温开水调匀取汁服。同时取鲜半边莲适量，加食盐少许

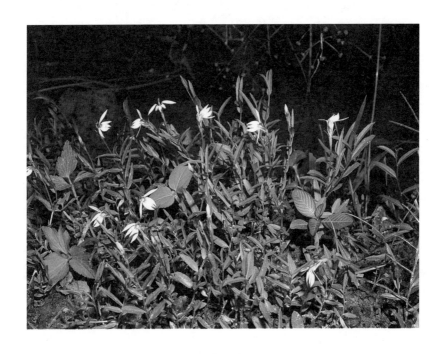

捣烂，敷伤口周围。⑨半边莲（鲜或干均可）30 g。水煎服。或用鲜半边莲捣汁，凉开水送服。另取鲜半边莲、鲜截叶铁扫帚叶各适量。捣烂，敷伤口周围。⑩鲜半边莲5 kg。捣烂，加水煎1小时，榨去药渣取汁，隔水浓缩至1000 ml，每次服30 ml，每日服3次，连续服至痊愈。

2. 蜈蚣咬伤：鲜半边莲适量。捣烂，敷患处，重症须同时取鲜半边莲120 g，捣烂，酌加甜酒或温开水擂汁内服。

半 枝 莲（狭叶韩信草）

▶来源　唇形科植物半枝莲 *Scutellaria barbata* D.Don 的全草。

▶形态　多年生直立草本，高10～30 cm。茎四棱形，无毛或嫩枝有紧贴短柔毛。单叶对生；叶片三角状卵圆形或卵圆状披针形，长1.5～2.5 cm，宽0.5～1 cm，先端钝，基部近心形，边缘有疏而钝的浅锯齿，两面沿脉有疏的紧贴短柔毛或无毛；无柄或有短柄。花紫蓝色，单朵生于叶腋；花萼2唇形，盾片高约1 mm，结果时增大1倍；花冠2唇形，长1～1.3 cm，外面有短柔毛；雄蕊4枚。小坚果扁球形，有小瘤状突起。花、果期4～7月。

▶生境分布　生于水田边、水沟边、田埂、湿润草地上。分布于我国陕西、河北、河南、山东、江苏、浙江、江西、安徽、福建、台湾、湖北、湖南、广东、广西、海南、四川、云南、贵州；越南、老挝、泰国、缅甸、尼泊尔、印度、朝鲜、日本也有分布。

▶采收加工　夏、秋季采，鲜用或晒干，用时洗净，切碎。

▶性味功效　辛，苦，寒。清热解毒，消肿止痛，抗菌，利尿，降压，抗肿瘤。

▶用量　15～30 g。

▶禁忌　孕妇慎服。

▶验方　1. 毒蛇咬伤：①半枝莲、白花蛇舌草各60 g，千金藤块根（或广西地不容的块根）15 g。水煎服，早、晚各服1剂。②鲜半枝莲、鲜半边莲各120 g。捣烂绞汁，凉开水送服，药渣加雄黄少许调匀，敷伤口周围。③鲜半枝莲120 g。捣烂绞汁，加黄酒适量炖服。或鲜半枝莲、鲜半边莲各等量。捣烂，敷伤口周围。

2．毒蛇、蜈蚣咬伤：半枝莲叶、红乌桕叶、白花蛇舌草叶、排钱树叶、假花生叶（假地豆的叶）、漆大姑叶（毛果算盘子的叶）各30 g。研细粉，瓶装密封备用，每次服6 g，每日服3次，开

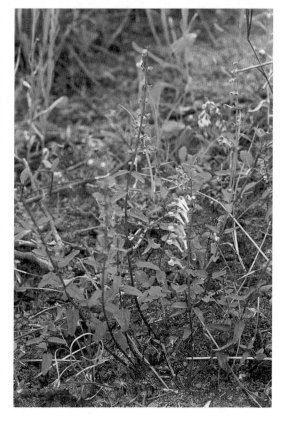

水冲服（米酒冲服效果更好）。同时取药粉适量调开水，由上而下搽伤口周围，伤口勿搽。

白　芷（川白芷）

▶**来源**　伞形科植物杭白芷 *Angelica dahurica*（Fisch.ex Hoffm.）Benth.et Hook.f. 的根。

▶**形态**　多年生直立草本，高1～1.5 m，基部粗3～5 cm。根长

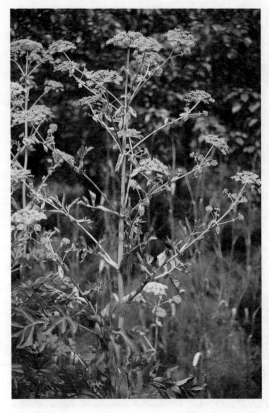

圆锥形，肉质长10~25 cm，粗2.5~4 cm，表面灰棕色，有多数较大的皮孔样横向突起，略排列成数行，切断面白色，有浓烈的气味，茎中空，圆柱形，通常带紫色，有纵向沟纹，无毛。叶互生，基生叶为一回羽状分裂，茎上部叶为二至三回羽状分裂，末回裂片长圆形、卵形或线状披针形，长2.5~7 cm，宽1~2.5 cm，边缘有锯齿，两面无毛，叶柄基部扩大呈鞘状抱茎。花白色；复伞形花序生于枝顶或叶腋，花序梗和花梗均有短糙毛；总苞片1~2片或缺；小总苞片多数，狭披针形；花瓣5片；雄蕊5枚。果实长圆形或卵圆形，无毛，背棱扁，侧棱翅状。花、果期7~9月。

▶**生境分布** 栽培植物。分布于我国浙江、四川、江苏、江西、安徽、台湾、湖北、湖南；越南也有栽培。

▶**采收加工** 夏、秋季叶黄时采收，晒干或趁鲜切片。用时洗净，切碎。

▶**性味功效** 辛，温。散风除湿，通窍止痛，消肿排脓。

▶**用量** 3~10 g。

▶**验方** 1.毒蛇咬伤：①白芷10 g，雄黄、白矾各3 g。研细粉，每次服3 g，每日服2次，温开水送服，同时取药粉适量水调敷伤口周围。②白芷、雄黄各10 g，鲜半边莲250 g。捣烂，敷伤口周围；另取鲜半边莲60 g，捣烂绞汁服。③白芷适量。研细粉，加胆矾粉末、麝香各少许，共拌匀，凉开水调匀，敷伤口周围。④白芷、五灵脂、雄黄各15 g。研细粉；另取鲜半边莲（或七叶一枝花（或重楼）适量，捣烂，与上药粉调匀，加白酒30 ml，然后加水至100 ml摇匀，内服此药液（如酒量小，可分2～3次服完），药渣敷伤口周围。⑤白芷、威灵仙、金银花、防风、法半夏、连翘、川楝、甘草、雄黄各10 g，吴茱萸3 g。水煎服至痊愈。

2. 吹风蛇咬伤：白芷、地耳草、半边莲、徐长卿、黄芩、两面针各适量。研细粉，先用淘米水洗患处，然后将药粉调凉开水，敷伤口周围。

3. 青竹蛇、金环蛇、银环蛇咬伤：①白芷、赤芍、没药、川贝母、金银花、威灵仙、两面针根、僵蚕各10 g，七叶一枝花、防己、青木香、雄黄各6 g，细辛3 g，蜈蚣12条。混合研粉备用，每日服3次，每次服10 g，开水送服。②白芷、生地黄、黄芩、五灵脂、紫草各10 g，威灵仙12 g，乳香、没药、川芎、甘草、金银花各6 g，细辛3 g，雄黄0.3 g。水煎服。③白芷、川芎、吴茱萸、细辛、大黄、浙贝母、威灵仙、五灵脂、川黄连、连翘、雄黄、甘草各10 g，蜈蚣3条（去头、足）。水煎后冲酒或醋50～100 ml内服，药渣加水适量，复煎洗患处。注意：金环蛇、银环蛇咬伤宜用醋冲服，其他蛇咬伤用酒冲服。

白花蛇舌草（蛇舌草、蛇总管）

▶**来源**　茜草科植物白花蛇舌草 *Hedyotis diffusa* Willd. 的全草。

▶**形态**　一年生披散草本。高10～20 cm，全株无毛。茎圆柱形，平卧或斜升。单叶对生；叶片无柄，条形，长1～3 cm，宽1～

3 mm，边缘全缘，先端尖，基部与托叶连接，仅有中脉1条；托叶长1～2 mm，基部合生，顶端芒尖。花白色，单朵或成对生于叶腋；花梗长2～5 mm，少数长达1 cm；花冠筒状，长约3 mm，顶部4裂；雄蕊4枚。蒴果扁球形，直径约2.5 mm，顶部有宿存萼裂片。种子细小，淡黄棕色。花、果期6～10月。

▶**生境分布**　生于田边、田埂、沟边、潮湿旷地。分布于我国江苏、浙江、江西、安徽、福建、台湾、湖北、湖南、广东、广西、海南、四川、云南、贵州；亚洲热带其他地区也有分布。

▶**采收加工**　夏、秋季采，鲜用或晒干。用时洗净，切碎。

▶**性味功效**　苦、甘，寒。清热解毒，利尿消肿，抗肿瘤。

▶**用量**　15～30 g。

▶**禁忌**　孕妇慎服。

▶**验方**　1. 毒蛇咬伤：①鲜白花蛇舌草60 g。捣烂绞汁服或水煎服，药渣敷伤口周围。②白花蛇舌草、半枝莲各60 g，白药子（金线吊乌龟的块根）15 g。水煎服，早、晚各服1剂。③鲜白花蛇舌草、鲜假花生（异果山绿豆或异叶山绿豆）全草各等量。取部分捣烂取汁服，余下部分捣烂敷伤口周围。④白花蛇舌草30 g，假花生15 g，徐长卿、吴茱萸各6 g。水煎服。⑤白花蛇舌草、一枝黄花、半枝莲各60 g，白药子30 g。水煎服，每日2剂，早、晚各服1剂。

2. 金环蛇、吹风蛇、青竹蛇咬伤：鲜白花蛇舌草150 g。捣烂，冲淘米水适量榨汁服，伤口扩创，服药后约20分钟有黄水从伤口流出。

3. 青竹蛇咬伤：鲜白花蛇舌草、鲜山慈菇（或细辛，或土半夏）各适量。捣烂，敷伤口周围。

瓜 子 金（卵叶远志、小远志）

▶**来源**　远志科植物瓜子金 *Polygala japonica* Houtt. 的全草。

▶**形态**　多年生小草本，高10～20 cm。根圆柱状，有香气，表面褐色。茎无毛，平卧或斜升，基部木质。单叶互生；叶片近无柄，卵形、椭圆形或披针形，长1～2.5 cm，宽0.3～1 cm，顶端急尖，边缘全缘有微柔毛，中脉有微柔毛，网脉两面均明显凸起。花紫红色或是紫白色；总状花序腋上生或与叶对生，长1～3 cm；花萼5片，内面2片花瓣状，卵状椭圆形，紫红色，两侧对称，其余3片披针形；花瓣3片，下部合生，侧面2片有毛，中间1片较长，近顶端有2束丝状附属物；雄蕊8枚，下部合生，上部分离。蒴果近圆形，顶端内凹，边缘有翅。花、果期2～5月。

▶**生境分布**　生于空旷山坡、林边、草地、路边、荒野、田埂上。分布于陕西、河南、山东、江苏、浙江、江西、安徽、福建、台湾、湖北、湖南、广东、广西、海南、四川、云南、贵州。

▶**采收加工**　春季花开时采，鲜用或晒干。用时洗净，切碎。

▶**性味功效**　辛、苦，平。抗菌消炎，活血消肿，解毒止痛，镇静，祛痰止咳。

▶用量　15～30 g。

▶禁忌　孕妇忌服。

▶验方　1. 毒蛇咬伤：①瓜子金、白花蛇舌草、飞天蜈蚣（云南蓍的全草）各6 g。研细粉，加米酒适量调匀，由上而下擦伤口周围。②鲜瓜子金60 g。捣烂，加泉水（或井水）适量，擂汁服，药渣敷伤口周围。③瓜子金、地耳草、白花蛇舌草各等量。研细粉，每次服10 g，每日服2～3次，凉开水送服。另取药粉适量，加酒调匀敷伤口周围。服药期间禁食青蛙、牛肉、瘟猪肉。④鲜瓜子金、鲜半边莲、鲜犁头草（长萼堇菜）各30～60 g。水煎服；另取鲜瓜子金60 g，加水少量捣

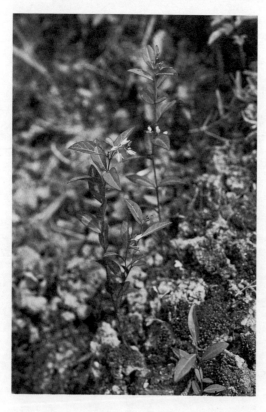

烂，或瓜子金粉末与水适量调成糊状，敷伤口周围。⑤瓜子金、含羞草决明全草各15 g。水煎服；另取瓜子金、含羞草决明全草各等量，捣烂，敷伤口周围。⑥鲜瓜子金60 g。捣烂，冲冷开水适量调匀，榨汁服；另取生半夏1粒或生天南星1个，捣烂，敷伤口周围。⑦鲜瓜子金适量。捣烂，加酒调匀敷伤口周围。另取生半夏1粒，捣烂，用米酒60 ml冲服。⑧瓜子金30 g，半边莲、洗手果根皮（无患子根皮）、含羞草决明全草

各60 g。水煎服，1～2小时服1剂。血液毒（吹风蛇咬）：冲米酒服。神经蛇毒：冲米酒和酸醋服。

2. 金环蛇咬伤：鲜瓜子金60 g，鲜徐长卿（了刁竹）根茎及根、鲜鬼羽箭（玄参科的黑草）全草各15 g。焙干研细粉密贮备用。用时加米三花酒调匀服醉为度，并取少量外擦伤口周围，伤口勿擦。

地 耳 草 （小田基黄、田基黄）

▶**来源**　藤黄科（或金丝桃科）植物地耳草 *Hypericum japonicum* Thunb.ex Murray 的全草。

▶**形态**　一年生直立小草本，高10～20 cm。全株无毛。茎四棱形，散生淡色腺点。单叶对生，无柄；叶片卵形或卵状三角形至长圆形或椭圆形，长3～18 mm，宽2～10 mm，基部心形而抱茎，边缘全缘，下面散生黑色腺点。花黄色；聚伞花序生于枝顶；萼片5片，散生透明腺点或腺条纹；花瓣5片，无腺点；雄蕊多数，花丝分离。蒴果短圆柱形，无腺条纹，长约6 mm，宽约3 mm。花、果期3～10月。

▶**生境分布**　生于田边、沟边、荒地、草地、耕地、路边及山坡湿润处。分布于我国辽宁、山东、江苏、浙江、江西、安徽、福建、台湾、广东、广西、海南、四川、云南、贵州；朝鲜、日本、尼泊尔、印度、缅甸、斯里兰卡、印度尼西亚、新西兰、澳大利亚、美国的夏威夷也有分布。

▶**采收加工**　夏、秋季采，鲜用或晒干。用时洗净，切短段。

▶**性味功效**　甘淡、微苦，平。清热解毒，消肿散瘀，抗菌，利水去湿。

▶**用量**　10～15 g。

▶**验方**　1. 毒蛇咬伤：①鲜地耳草60 g。捣烂，加冷开水少量榨汁服或水煎服。另取鲜地耳草适量，捣烂，敷伤口周围。②地耳草、瓜子金各30 g。水煎服。③地耳草、半边莲、鱼腥草各15 g。水煎服。

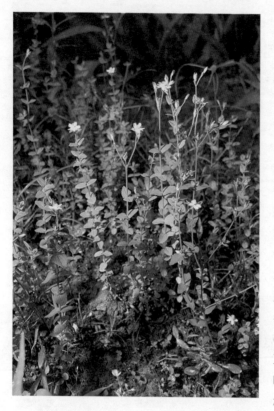

④地耳草60 g，鬼针草30 g，两面针叶、黄皮叶、小叶买麻藤、虎杖根各15 g。水煎服，每日1剂，药渣敷伤口周围。⑤地耳草、七叶一枝花（或重楼）、白药子、半边莲、两面针根、九里香、八角莲各15 g。切碎，加白酒500 ml浸10日后用，每次服30 ml，每日服3次，并擦伤口周围肿胀部位。⑥地耳草、半边莲、无患子根皮各60 g。水煎服。⑦鲜地耳草、鲜半边莲、鲜七叶一枝花（或重楼）、雄黄各适量。捣烂，加酒适量拌匀取汁半杯服，药渣敷伤口周围。

2. 金环蛇、银环蛇咬伤：地耳草、半边莲、无患子根、红乌桕叶、酸藤子根、苦荬菜根、鸡矢藤根各30 g。水煎冲米酒或米醋适量服，兼擦伤口周围。

3. 蛇咬伤：①地耳草适量。研细粉，每次服6 g，用甜酒30 g，开水60 ml冲服，并取此药粉适量，加甜酒调敷伤口周围。②鲜地耳草60 g。水煎服。另取鲜地耳草适量，捣烂，加冰片少许调匀敷伤口周围。③鲜地耳草、鲜半边莲各100 g，捣烂绞汁酌加甜酒调服，药渣敷伤口周围。

耳　草（节节花、鲫鱼胆草）

▶**来源**　茜草科植物耳草 *Hedyotis auricularia* L. 的全草。

▶**形态**　多年生草本。茎直立或下部卧地，上部斜升。嫩茎近四方形，密生极短粗毛。单叶对生；叶片披针形或椭圆形，长3～8 cm，宽1～2.5 cm，先端急尖或渐尖，基部楔形或稍下延，边缘全缘，上面粗糙，下面有粉末状短毛，侧脉每边4～6条；托叶长不及5 mm，有粗毛，合生成1短鞘，顶端5～7裂，裂片刚毛状。花白色；聚伞花序密集成头状生于叶腋；无总花梗；花冠管4裂；雄蕊4枚。果实近球形，直径约1.5 mm，有毛，顶端有宿存的萼裂片。花、果期夏、秋季。

▶**生境分布**　生于向阳的山坡草地、林边、路边、沟边、草丛中。分布于我国广东、广西、海南、四川、云南、贵州；越南、印度、斯里兰

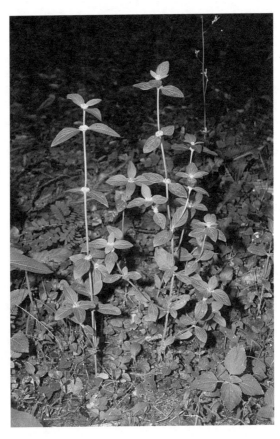

卡、菲律宾、马来西亚、澳大利亚也有分布。

▶**采收加工** 全年可采，鲜用或晒干。用时洗净，切碎。

▶**性味功效** 苦，寒。清热解毒，凉血，消肿，消炎止痛。

▶**用量** 15～30 g。

▶**验方** 1. 毒蛇咬伤：①鲜耳草、鲜罗裙带叶（或水蕉叶）各100 g。捣烂，榨汁服，药渣敷伤口周围。②鲜耳草根适量。捣烂，加米双酒适量调匀，敷伤口周围。③耳草研细粉，取药粉适量，加酒调匀涂伤口周围（或耳草根用甜酒磨浓汁涂伤口周围），药干又涂；另取耳草3 g，水煎服，重症每日服2剂。

2. 吹风蛇、青竹蛇、金环蛇、银环蛇等毒蛇咬伤：鲜耳草60～100 g。捣烂取汁服，或口嚼咽汁，药渣敷伤口周围。若昏迷者，即挑破头顶百会穴见血为度（先将百会穴头发剃去再挑），用耳草鲜叶数张与白矾约1 g捣烂敷百会穴。

3. 毒蜂蜇伤：鲜耳草（或耳草叶）适量，捣烂绞取浓汁涂患处（涂药前先将蜂刺取出），每隔5～10分钟涂1次，或口嚼烂，敷患处。

尖 尾 芋（卜芥、老虎芋）

▶**来源** 天南星科植物尖尾芋 *Alocasia cucullata* （Lour.）Schott 的全草。

▶**形态** 多年生直立粗壮草本，高达1 m。全株似野芋头（海芋）。根状茎粗大似芋头，肉质，直立或横卧。地上茎圆柱形，肉质，长30～60 cm，粗3～6 cm，有环形叶柄痕和黑褐色膜质的丝状物，切断面白色。单叶，螺旋状排列，聚生于茎顶，叶片盾状着生，宽卵状心形，长10～25 cm，宽7～18 cm，先端长渐尖，基部心形或平截，边缘全缘或波状，上面浓绿色，两面均无毛，最下面的2对侧脉基出，下倾，然后弧曲上升；叶柄长30～90 cm，绿色，基部抱茎。花淡黄色；佛焰苞肉质，长15～30 cm；肉穗花序短于佛焰苞，附属体狭圆锥形，长约3.5 cm；雄花和雌花为中性花所分隔；花瓣缺；雄蕊3～8枚，合生成柱。浆果肉质，朱红色，内有种子1粒。花、果期5～8月。

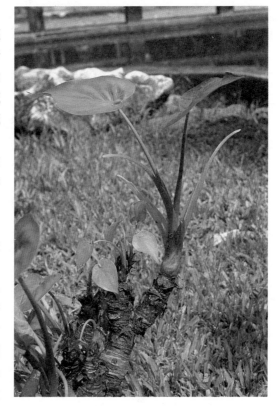

▶**生境分布** 生于肥沃湿润的村边、沟边、河边或山谷溪旁湿地。分布于我国浙江、福建、广东、广西、海南、四川、云南、贵州；泰国、缅甸、印度、孟加拉、斯里兰卡也有分布。

▶**采收加工** 全年可采，采割前先用水洗净其沾着的泥沙，待水干后，用刀砍断，去皮，鲜用或晒干或趁鲜切碎加盐炒至黄色，研细粉备用。本品有毒，内服时宜用适量盐炒至黄色或久煎6小时以上可减少毒性。

▶**性味功效** 辛、苦，寒；有毒。清热凉血，消肿止痛，解蛇毒。

▶**用量** 10～15 g。炮制后或久煎后才可内服。

▶**验方** 1. 毒蛇咬伤：制尖尾芋粉0.6 g，冲白糖服，每隔30分钟服1次，连服1日后，改为每日服4次，连服至痊愈。

2. 吹风蛇、金环蛇、银环蛇、青竹蛇咬伤：制尖尾芋粉、一枝黄花粉、梵天花叶粉（或地桃花叶粉）各等量。与米三花酒配成1：5药酒备用。每次服30～60 ml，每小时服1次，连服2～3次，同时取少许药渣敷伤口周围。

3. 毒蛇咬伤、乌蜂（竹蜂）蜇伤：制尖尾芋粉，每次服1 g（装入胶囊），每1～2小时服1次，危重病人每半小时服1次，病情好转后，可酌情延长服药时间。胃病患者，服药前须吃藕粉或稀粥。若五步蛇咬伤，同时煎服犀角地黄汤加野三七根状茎（竹节参）。昏迷、脉搏微弱时，可加少许麝香同服。如尿少，加服车前草、木通、滑石、积雪草、金银花各30 g（水煎服）。皮肤麻痛重者，用生半夏适量研细粉调醋敷患处（伤口勿敷）。个别危重病人可配合输血、输液等。

4. 蜈蚣咬伤：鲜尖尾芋适量，生盐少许。捣烂，敷患处。

5. 黄蜂蜇伤：鲜尖尾芋适量。捣烂，敷患处。

红乌柏 (红叶乌柏)

▶来源　大戟科植物山乌柏 *Sapium discolor* (Champ.ex Benth.) Muell.-Arg. 的根皮、叶。

▶形态　落叶灌木或小乔木，高3～10 m。嫩枝、嫩叶带红色，折断有乳状汁液。全株无毛。单叶互生；叶片椭圆形或长卵形，长3～10 cm，宽2～5 cm，边缘全缘，下面近边缘常有数个圆形腺体，两面绿色或红绿色；叶柄长2～7 cm，顶端有2个腺体；托叶近卵形。花黄色或淡黄色，无花瓣；雌雄同株；总状花序生于枝顶；雌花生于花序轴下部；雄花生于花序轴上部。雄花：花萼2～3齿裂；雄蕊2～3枚；雌花：花萼3深裂几乎达基部；子房3室，柱头3枚。蒴果球形，直径1～1.5 cm，成熟时黑色。种子近球形，外有蜡质假种皮。花、果期4～8月。

▶**生境分布**　生于山谷、路边、山坡的疏林中。分布于我国浙江、江西、安徽、福建、台湾、湖南、广东、广西、海南、四川、贵州、云南；越南、老挝、缅甸、印度、印度尼西亚、马来西亚也有分布。

▶**采收加工**　夏、秋季采叶，全年采根皮，鲜用或晒干。用时洗净，切碎。

▶**性味功效**　苦、涩、寒；有小毒。散瘀消肿，利水通便，解蛇毒。

▶**用量**　10～15 g。

▶**禁忌**　身体虚弱者及孕妇忌服。

▶**验方**　1. 吹风蛇、青竹蛇咬伤：①鲜红乌桕根皮、鲜丁茄根皮各60 g，米酒60 ml。水煎顿服。②鲜红乌桕叶、鲜细罗笛竹嫩苗或嫩叶（类芦的嫩苗或嫩叶）各适量。捣烂，敷伤口周围，连敷8小时。③红乌桕根皮30 g，大金不换（华南远志、紫背金牛的全草）15 g。捣烂，冲米酒适量服，药渣敷伤口周围。如伤口溃烂，取红乌桕叶、无

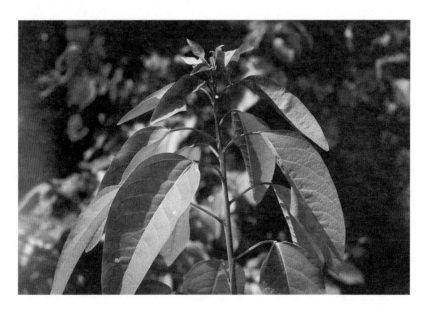

患子叶、杠板归各适量，水煎洗患处，每日3次。

2. 青竹蛇咬伤：①鲜红乌柏嫩叶适量。捣烂，加米酒适量调匀，榨汁服，药渣敷伤口周围。②鲜红乌柏叶150 g。一半嚼服，另一半捣烂敷伤口周围。③红乌柏根100 g。水煎服。

3. 银环蛇、吹风蛇咬伤：红乌柏叶、地耳草、无患子根二层皮、半边莲各15～30 g。水煎，冲米双酒适量服。

4. 金环蛇咬伤：①鲜红乌柏叶、鲜地耳草、鲜千里光、黄糖各适量。先将红乌柏叶捣烂，冲米酒适量服；另取红乌柏叶、地耳草、黄糖共捣烂，敷伤口周围；再取千里光、黄糖捣烂，敷囟门（头顶百会穴，敷药前先将囟门处头发剃去）。②红乌柏根皮、地耳草、半边莲、无患子根二层皮、酸藤子根、苦荬菜根各15～30 g。水煎，冲米酒适量服，兼外擦伤口周围。此方亦治银环蛇咬伤。

5. 毒蛇咬伤：①鲜红乌柏叶、鲜松叶（松树的针叶）各适量。捣烂，加烟筒油（吸烟用的旱烟筒杆内的烟油）、米酒各适量，调匀取汁服，药渣敷伤口周围。②鲜红乌柏根皮、鲜地耳草、鲜半边莲各30 g，鲜徐长卿25 g。捣烂，水、酒各半煎服，药渣敷伤口周围。③红乌柏叶、无患子根皮各等量。研细粉，加95％的酒精拌匀后，分别装入瓶内备用，每瓶10 g，每次服2瓶，用米酒或温开水冲服。如中毒症状严重，可隔1小时再服2瓶，并加1～1.5 g烟筒油同服，直至肿消为止。同时取1瓶药粉加米酒调匀，从肿处稍上慢慢往伤口处擦（伤口勿擦）。

6. 毒蛇咬伤，蛇毒攻心：红乌柏根皮、盐肤木根、野漆树根各15 g。水煎服。

扛 板 归（蚂蚱勒、蛇不过）

▶**来源**　蓼科植物扛板归 *Polygonum perfoliatum* L. 的地上部分。

▶**形态**　一年生披散草本。茎无毛，中空，圆柱形，有棱，棱上有倒生钩刺。单叶互生；叶片三角形，长2～7 cm，宽与长近相等，盾状着生，两面均无毛，边缘全缘或波状，下面叶脉有小钩刺；叶柄长，有小钩刺；托叶叶状，圆形，直径1.5～3 cm，抱茎或茎贯穿其中心。花白色或青紫色；总状花序生于叶腋，花序轴有小钩刺；花萼5深裂；花瓣缺；雄蕊8枚。果实近球形，成熟时蓝黑色或黑色，包藏于宿存的肉质花萼内。花、果期夏、秋季。

▶**生境分布**　生于路边、沟边、园边、旷野荒地上或灌木丛中。分布于我国吉林、内蒙古、河北、陕西、山东、江苏、浙江、江西、

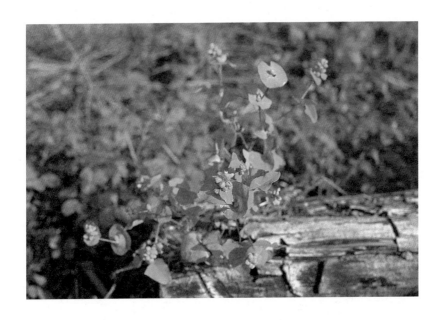

安徽、福建、台湾、湖北、湖南、广东、广西、海南、四川、云南、贵州；俄罗斯的西伯利亚、朝鲜、日本、马来西亚、菲律宾、印度也有分布。

▶**采收加工** 夏、秋季采，鲜用或晒干。用时洗净，切碎。

▶**性味功效** 酸，凉。清热除湿，消肿解毒，化痰通络。

▶**用量** 15～30 g。

▶**验方** 1. 毒蛇咬伤：①鲜扛板归150 g。捣烂绞汁，凉开水冲服。另取鲜扛板归适量，捣烂绞汁，调雄黄粉适量敷伤口周围。②鲜扛板归叶150 g。捣烂取汁，冲米酒随量饮；药渣敷伤口周围。③鲜扛板归100 g。捣烂，酌加冷开水擂汁，加甜酒少许调服；另取鲜扛板归适量捣烂，酌加黄糖，捣匀敷伤口周围及肿处。④鲜扛板归、鲜竹叶花椒根皮（或岭南花椒根皮）、鲜蛇莓全草、白矾（明矾）各适量。捣汁和水煎冲洗患处，药渣敷伤口周围。

2. 毒蛇咬伤，伤口溃疡：扛板归、鬼针草全草、火炭母全草、草决明全株各等量。水煎洗患处。另取白背叶的叶，研细粉，撒患处。

3. 毒蛇咬伤兼见出血症（如齿龈出血、鼻衄、吐血、大小便下血）：扛板归、大金花草（乌蕨的全草）、蛇地钱（苔藓植物的蛇苔或小蛇苔的全草）各30 g。水煎服。

4. 蜈蚣咬伤：鲜扛板归适量。捣烂，敷伤口周围。

5. 蛇咬伤患部溃烂：鲜扛板归、鲜马齿苋、鲜刺苋菜各适量（干品亦可）。水煎洗患处，每日洗2次。

苍白秤钩风

▶**来源** 防己科植物苍白秤钩风 *Diploclisia glaucescens* （Bl.）Diels 的茎、叶。

▶**形态** 木质藤本。嫩枝草黄色，无毛，老枝红褐色或黑褐色，有条纹和点状皮孔，横切面有5条半环纹，层间易剥离。单叶互生；叶

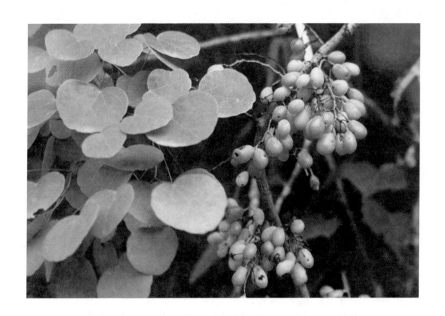

片三角状扁圆形或菱状扁圆形，有时阔卵形，长3.5～9 cm，宽度稍大
于长度，先端尖，基部截平、近圆形或微心形，两面均无毛，下面粉
绿色，边缘全缘；叶柄自基生至明显盾状着生，比叶片长；腋芽1个。
花淡黄色或黄绿色，单性；聚伞圆锥花序通常几个簇生于老茎或老枝
上，长10～30 cm，多少下垂；雄花：萼片6片，有黑色条纹，内面3
片较阔；花瓣6片，基部两侧内折抱着花丝；雄蕊6枚，分离，花药球
形，药室横裂；雌花：萼片6片，有黑色条纹；花瓣6片；退化雄蕊6
枚；心皮3枚。核果长圆状倒卵形，扁平，长1.3～2 cm，宽7～9 cm，
有白粉，成熟时黄红色。花、果期3～8月。

▶**生境分布**　生于山地沟谷疏林中或灌木丛中。分布于我国广
东、广西、海南、云南；亚洲热带地区也有分布。

▶**采收加工**　全年可采，茎趁鲜切片，鲜用或晒干。用时洗净，
切碎。

▶**性味功效**　微苦，寒。清热解毒，祛风除湿，消肿止痛。

▶**用量** 15～30 g。

▶**验方** 1. 毒蛇咬伤：①苍白秤钩风茎30 g。水煎服。另取鲜苍白秤钩风茎、叶各适量，捣烂，敷伤口周围。②苍白秤钩风茎、红乌桕根、半边莲、地耳草各30 g，徐长卿25 g。均取鲜品捣烂（干品减半），水、酒各半煎服，药渣敷伤口周围。③苍白秤钩风茎、无患子根各100 g。水煎，取一半煎液内服，另一半煎液洗伤口。

2. 青竹蛇咬伤：①苍白秤钩风茎、盐肤木根各100 g。用水和米酒各半煎服；另取苍白秤钩风叶、盐肤木叶各等量，捣烂，敷伤口周围。②鲜苍白秤钩风叶、鲜穿心莲叶、鲜半边莲各60 g。捣烂取汁，加米酒15～30 ml调匀顿服，药渣敷伤口周围。③鲜苍白秤钩风茎、鲜红乌桕根各60 g（干品30 g），米酒60 ml。水煎顿服。

杏香兔耳风 （金边兔耳、紫背一枝香）

▶**来源** 菊科植物杏香兔耳风 *Ainsliaea fragrans* Champ. 的全草或根。

▶**形态** 多年生直立草本。没有抽花时高10～15 cm，抽出花茎时高20～50 cm。根茎短，下面生着许多肉质细长的须根。茎有棕褐色长柔毛。单叶互生，聚生于茎的基部呈莲座状；叶片卵形、狭卵形或卵状长圆形，长2～11 cm，宽1.5～5 cm。顶端钝或中脉延伸具1小凸尖，基部心形，基出脉5条，边缘全缘或有小齿，有向上弯拱的缘毛，上面无毛或有疏毛，下面密生长柔毛，脉上的毛更密，下面有时带紫红色；叶柄无翅，密生长柔毛。花白色；头状花序在花茎上排成顶生总状花序，花序轴有短柔毛；总苞圆筒形；总苞片无毛；全为管状花，花冠5裂；雄蕊5枚，花药连合。瘦果倒圆柱形，有长柔毛，顶端有长约7 mm的淡褐色冠毛。花、果期8～11月。

▶**生境分布** 生于丘陵山地、林下、林边、沟边、路边、灌丛边、岩石下较阴湿草丛中。分布于江苏、浙江、江西、安徽、福建、台湾、湖北、湖南、广东、广西、海南、四川、贵州。

▶**采收加工**　夏、秋季采，鲜用或晒干。用时洗净，切碎。

▶**性味功效**　微苦、辛，微寒。清热解毒，散结，止痛，抗菌消炎。

▶**用量**　6～15 g。全草宜用布包煎。

▶**验方**　1. 蕲蛇咬伤：鲜杏香兔耳风叶、鲜六月雪叶（白马骨的叶）各适量。嚼烂，汁咽下，药渣敷伤口周围；另取杏香兔耳风根、

六月雪根（白马骨的根）各30 g，水煎服；再取菖蒲、杠板归、盐肤木叶、竹叶花椒（或岭南花椒）叶、六月雪全株（白马骨全株）、大田基黄全草（星宿菜全草）各适量，水煎浓汁，洗患处。

2. 青竹蛇咬伤：鲜杏香兔耳风全草适量。捣烂，敷伤口周围；另取杏香兔耳风根、半边莲各30 g，水煎服，或冲米酒适量服。

3. 蛇咬伤：鲜杏香兔耳风全草适量。捣烂，敷伤口周围。

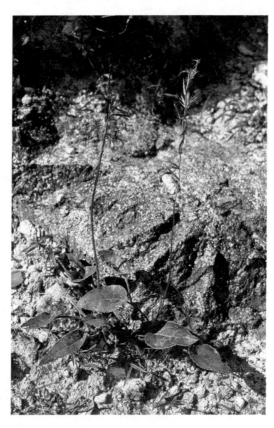

吴茱萸（吴萸、茶辣）

▶**来源** 芸香科植物吴茱萸 *Evodia rutaecarpa*（Juss.）Benth. 的未成熟果实。

▶**形态** 落叶灌木或小乔木。嫩芽和嫩枝密生锈色柔毛，揉之有特异香气。嫩枝有黄褐色长柔毛。叶对生，单数羽状复叶，有小叶5～9片；小叶片长椭圆形、椭圆形或卵形，长6～15 cm，宽3～7 cm，边缘全缘或波状，两面及叶轴密生长柔毛，对光可见密布的大油点，揉之有特异 的香气；叶柄和小叶柄均密生柔毛。花白色或黄绿色；聚伞圆锥花序生于枝顶，密生锈褐色柔毛；雌雄异株；雌花密集成簇；花瓣5片；雄蕊5枚。果扁球形，密集成团，果皮无皱纹，有大油点，闻之或揉之有浓烈的特异香气，成熟时暗紫色或紫红色，开裂，内有种子1粒或有一些果实因发育不良种子退化。花、果期夏、秋季。

▶**生境分布** 多为栽培，或生于平地、林边、疏林中、灌丛中。分布于我国河南、江西、福建、湖南、广东、广西、云南；日本也有分布。

▶**采收加工** 秋季果实呈黄绿色未成熟前采，连果枝剪下，阴干。用时洗净。

▶**性味功效** 苦、辛，温；有小毒。温中散寒，燥湿止痛，解蛇毒。

▶**用量** 3～10 g。

▶**禁忌** 孕妇忌服。

▶**验方** 1. 毒蛇咬伤：①吴茱萸15 g。嚼烂吞汁，药渣擦伤口周围。或吴茱萸研细粉，每次服1 g，冷开水送服，每日服3～4次，并取适量与鲜半边莲捣烂，敷伤口周围。②吴茱萸、川贝母、五灵脂、细辛、白芷、威灵仙、甘草、雄黄各15 g。米酒煎服至醉或水煎服，药渣捣烂，敷伤口周围。③吴茱萸、细辛各100 g，香茶菜、地胆草根、

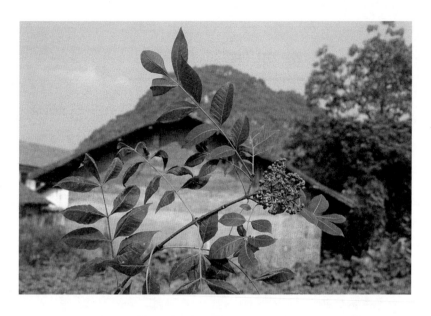

龙胆草、山香、皂角各120 g，青盐（大青盐）15 g，徐长卿6 g，冰片30 g。用三花酒2 kg浸10日后用，每次服10～20 ml，每日服3次，并取药酒加雄黄少许擦伤口周围。④吴茱萸、金耳环（山慈菇）或细辛、花椒（或竹叶花椒或岭南花椒）、朱砂根各等量。研细粉，加等量木薯粉混合，制成手指头大药丸，用棉被覆盖使之发酵，次日取出药丸晒干，内服1～2丸，用冷开水送服，并取药丸适量，嚼碎，由上而下擦患处（伤口勿擦），然后敷伤口周围。如发热肿痛，用吴茱萸嫩枝叶、两面针各适量，水煎洗伤口。如起水疱，用针刺破，再取鲜山鸡椒（木姜子、山苍子）叶嚼烂敷。如蛇毒攻心，昏迷，立即取细辛3～6 g研粉，与烟筒油9 g调匀冲冷开水服。⑤吴茱萸、威灵仙、白芷、川芎、贝母、五灵脂、大黄、甘草、雄黄各15 g，蜈蚣10条。加水2碗和米双酒100 ml同煎至1碗，分2次服，同时取药液擦伤口周围及肿处。

2. 吹风蛇咬伤：吴茱萸、白芷、细辛、威灵仙、五灵脂、防己各10 g，川贝母6 g，半边莲15 g。水煎服后，再饮米双酒30～60 ml，能饮酒的可饮至250 g，每日服1剂，至愈为止。

金 果 榄（金线吊葫芦）

▶**来源**　防己科植物青牛胆 *Tinospora sagittata*（Oliv.）Gagnep.
的块根。

▶**形态**　多年生草质藤本。根细长，土黄色，长达1 m左右，有
5～9个类球形的块根，呈连珠状成串，外皮黄褐色，切断面浅黄色，
肉质。嫩茎有柔毛，老茎变无毛。单叶互生；叶片披针形、近卵形或
椭圆形，长5～15 cm，宽2.5～5 cm，边缘全缘，通常仅叶脉有毛，有
时上面无毛或两面无毛，先端尖，基部通常箭形或戟形，两侧有角。
花白色或黄白色；聚伞花序生于叶腋；花瓣6片；雄蕊6枚。果实扁球
形或球形，成熟时黄白色或淡红色。花、果期4～10月。

▶**生境分布**　生于山坡、山谷、林边、林下、草地、竹林、灌木
丛石缝间。分布于我国陕西、江西、福建、湖北、湖南、广东、广

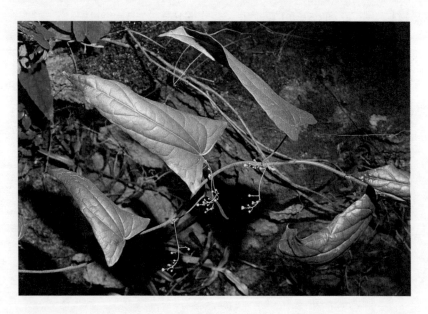

西、海南、四川、贵州、西藏；越南也有分布。

▶**采收加工** 全年可采，鲜用或趁鲜切片晒干。用时洗净，切碎或捣碎。

▶**性味功效** 苦，寒。清热解毒，利咽止痛，抗菌消炎，抗胆碱酯酶。

▶**用量** 6～15 g。

▶**验方** 毒蛇咬伤：①金果榄10 g。研细粉，冲米酒适量服；另取金果榄适量，磨醋成糊状，涂伤口周围。②金果榄15 g。水煎服；另取金果榄适量，磨冷开水成糊状，涂伤口周围。③金果榄、制川乌、雄黄、两面针根、黄连、山豆根、地胆草、大金不换（华南远志）各等量。研粉，每次服6 g，每日服3次，冷开水送服；另取药粉适量，用冷开水调匀敷伤口周围。④金果榄、七叶一枝花（或重楼）、徐长卿各6 g。水煎服；另取上药各等量，研细粉，用冷开水调匀敷伤口周围及肿处。

金盏银盘（鬼针草、虾钳草）

▶**来源** 菊科植物金盏银盘 *Bidens biternata*（Lour.）Merr.et Scherff 的全草。

▶**形态** 一年生直立草本，高30～150 cm。茎略呈四棱形，无毛或有疏短柔毛。叶对生，一回羽状复叶；顶生小叶片卵形或长圆状卵形，长2～7 cm，宽1～2.5 cm，边缘有均匀的锯齿，两面均有柔毛，侧生小叶1～2对，小叶片比顶生小叶片较小。头状花序直径7～10 mm，单个生于枝顶；花序梗长1.5～7.5 cm；总苞基部有短柔毛；总苞外层的苞片披针形，先端不增宽，外面有短柔毛；边缘有舌状花3～5条，舌片淡黄色，长约4 mm，宽约3 mm，长椭圆形，先端3齿裂，或有时无舌状花；中央为管状花，黄色，5齿裂；雄蕊5枚，花药连合。瘦果条形，黑色，有小刚毛，顶端有3～4条芒刺，芒刺长3～4 mm，芒刺上有倒生刺毛。花、果期秋季。

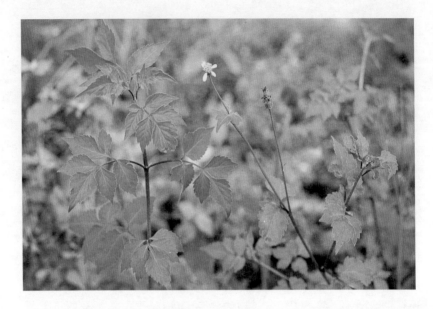

▶生境分布　生于旷野、荒地、草地、路边、村边。分布于我国辽宁、河北、山西、河南、山东、江苏、浙江、江西、安徽、福建、台湾、湖北、湖南、广东、广西、海南、四川、云南、贵州；越南、老挝、柬埔寨、缅甸、泰国、不丹、尼泊尔、斯里兰卡、印度、马来西亚、印度尼西亚、菲律宾、日本、朝鲜及非洲、大洋洲也有分布。

▶采收加工　夏、秋季采，鲜用或晒干。用时洗净，切短段或切碎。

▶性味功效　微苦，平。清热解毒，散瘀消肿，利尿。

▶用量　15～30 g。

▶验方　1. 毒蛇咬伤：①金盏银盘100 g。水煎服或捣烂绞汁服；另取鲜鬼针草叶适量，捣烂，敷伤口周围。②鲜金盏银盘120 g。捣汁冲凉开水适量服；或鬼针草60 g，水煎频服，至愈为止。同时取鲜鬼针草、鲜犁头草（长萼堇菜的全草）各等量，食盐少许。捣烂，敷伤口周围。③鲜金盏银盘、鲜一点红全草、鲜地桃花根皮各60 g。捣烂，加第2次淘米水调匀，榨取汁服，药渣敷伤口周围。④鲜金盏银盘适量。捣烂取汁服，每次服30 ml，每日服3次，药渣敷伤口周围；或鬼针草、半边莲各30 g，水煎服。

2. 蝮蛇咬伤：鲜金盏银盘、鲜鱼腥草、鲜木芙蓉叶各适量，雄黄、食盐各少许。捣烂，敷伤口周围；另取上药各30 g（鲜品60 g），水煎服。蝮蛇为剧毒蛇之一，治疗中应严密观察，如用药1日症状无改善，应采取其他方法治疗。

3. 蜈蚣咬伤：鲜金盏银盘适量。捣烂，从上往下擦，伤口勿擦。

细 辛（圆叶细辛）

▶**来源** 马兜铃科植物华细辛 *Asarum sieboldii* Miq. 的全草。

▶**形态** 多年生草本。

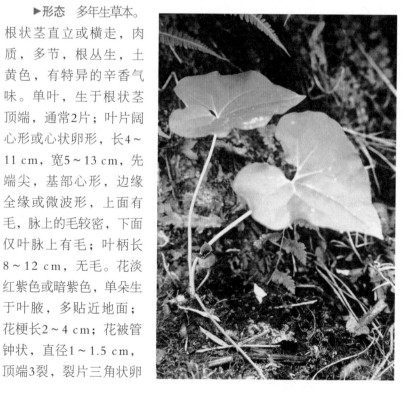

根状茎直立或横走，肉质，多节，根丛生，土黄色，有特异的辛香气味。单叶，生于根状茎顶端，通常2片；叶片阔心形或心状卵形，长4～11 cm，宽5～13 cm，先端尖，基部心形，边缘全缘或微波形，上面有毛，脉上的毛较密，下面仅叶脉上有毛；叶柄长8～12 cm，无毛。花淡红紫色或暗紫色，单朵生于叶腋，多贴近地面；花梗长2～4 cm；花被管钟状，直径1～1.5 cm，顶端3裂，裂片三角状卵形，直立或平展；雄蕊12枚；子房半下位，花柱6枚，顶端2裂，柱头生于裂缝外侧。果实近球形，直径约1.5 cm，成熟时棕黄色。花、果期4～5月。

▶**生境分布** 生于林下阴湿处，林边枯枝落叶中或草丛中。分布于去国陕西、河南、山东、浙江、江西、安徽、湖北、四川；朝鲜、日本也有分布。

▶**采收加工** 夏、秋季采，鲜用或阴干。用时洗净，切碎。

▶**性味功效** 辛，温；有小毒。发散风寒，止痛，解蛇毒。

▶**用量** 1.5～3 g。

▶**禁忌** 不宜与藜芦同用。

▶**验方** 1. 毒蛇咬伤：①细辛适量。捣烂，加米酒适量调匀，先饮少许，再自上而下，由外到内擦伤口周围。②细辛、吴茱萸、防己、白芷、威灵仙、五灵脂各10 g，雄黄、川贝母各15 g。水煎服后，再饮米双酒30～60 ml，能饮酒者饮250 g以上也可以。药渣捣烂，敷伤口周围。连续服至愈，每日1剂。

2. 蛇咬伤：细辛适量。捣烂，敷伤口周围。

香 茶 菜（蛇总管、铁菱角）

▶**来源** 唇形科植物香茶菜 *Isodon amethystoides*（Benth.）C.Y. Wu et Hsuan的全草。

▶**形态** 多年生直立草本，高0.5～1.5 m。茎四方形，表面淡紫色或绿色，密生倒向贴生疏柔毛或短柔毛，中空，有纵向条纹，基部木质化。单叶对生；叶片卵形、卵状菱形，长2～5 cm，宽1.5～2.5 cm，边缘有钝齿，两面均无毛或近无毛，下面网脉明显，密生腺点。花淡紫色或白色带紫蓝色，长约7 mm；聚伞花序分枝极叉开，组成顶生庞大疏散的圆锥花序；花冠唇形，上唇外反，先端有4圆裂片，下唇全缘，阔卵形；雄蕊4枚。小坚果4枚，卵形；果萼阔钟形，长和宽几乎相等，约4～5 mm。花、果期秋季。

▶**生境分布**　生于山坡、旷野、溪谷湿润处、林边、路边、田边、水沟边、草丛中。分布于江苏、浙江、江西、安徽、福建、台湾、湖北、湖南、广东、广西、海南、贵州。

▶**采收加工**　夏、秋季采，鲜用或晒干。用时洗净，切碎。

▶**性味功效**　苦，凉。清热，利湿，散结，消肿，解蛇毒，抗肿瘤。

▶**用量**　15～30 g。

▶**验方**　1. 吹风蛇、青竹蛇、蝰蛇、烙铁头蛇、金环蛇、百步蛇等毒蛇咬伤：香茶菜500 g，徐长卿100 g。研细粉，首次服5～10 g，开水送服，以后每次服3～6 g，每日服3次，连服2～4日。或香茶菜500 g，徐长卿100 g。加米酒500 ml浸泡30日后用，首次服100～120 ml，以后每次服30～60 ml，每日服4次，连服4日。

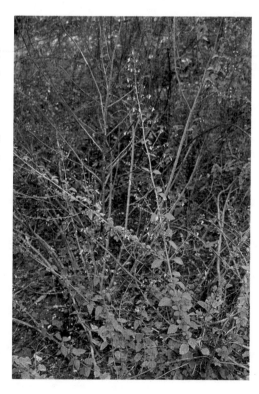

2. 蕲蛇咬伤：香茶菜根30 g。水煎服；同时取鲜香茶菜嫩枝叶适量，捣烂，敷伤口周围。

3. 毒蛇咬伤：①鲜香茶菜60 g，鲜山薄荷（兰香草）30 g。捣烂，取汁，加烟筒油0.1 g调匀服，药渣敷伤口周围，若伤口剧痛，加鲜丁香罗勒茎、叶，捣烂，敷伤口周围。②鲜香茶菜嫩枝叶100 g。捣烂，加雄黄粉2 g，用第二次淘米水或冷开水适量调匀，取汁服，药渣敷伤口周围。

重 楼（七叶一枝花、滇重楼）

▶**来源** 百合科（或延龄草科）植物云南重楼 *Paris polyphylla* Sm. var. *yunnanensis* （Franch.）Hand.-Mazz.的根状茎。

▶**形态** 多年生直立草本，全株无毛，高30～90 cm。根状茎扁圆形，肥厚肉质，横卧，长5～10 cm，粗1～4.5 cm，结节明显，节上生须根，表面黄褐色或黄棕色，切断面白色。单叶，5～10片轮生于茎顶，倒卵形、卵状长圆形或倒卵状披针形，长7～15 cm，宽2.5～5.5 cm，先端急尖，基部宽楔形或近圆形，边缘全缘；叶柄长0.5～2 cm。花淡黄绿色，单朵生于花茎顶端，花茎由茎顶抽出，长

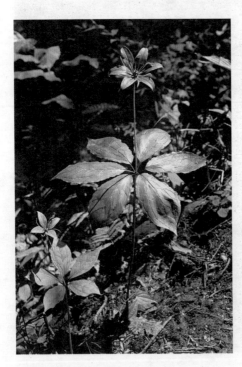

10～30 cm；花被2轮，外轮花被6～8片，披针形，长3～4.5 cm，绿色，内轮花被片6～8片，条形，长为外轮的1/2或近等长，中部以上宽达3～6 mm，淡黄色；雄蕊10～12枚，花药长1～1.5 cm，花丝较短；药隔长1～3 mm。蒴果近球形，成熟时不规则开裂。种子有红色假种皮。花、果期6～10月。

▶**生境分布** 生于高山密林下阴湿山坡、山谷、沟边、路边。分布于福建、湖北、湖南、广西、云南、贵州、四川。

▶**采收加工** 同七叶一

枝花。

▶ **性味功效**　同七叶一枝花。

▶ **用量**　同七叶一枝花。

▶ **禁忌**　同七叶一枝花。

▶ **验方**　同七叶一枝花。

鬼 针 草 （金盏银盘、虾钳草）

▶ **来源**　菊科植物白花鬼针草 *Bidens bipinnata* L. 的全草。

▶ **形态**　一年生直立草本，高30～100 cm。茎钝四棱形，嫩时有极疏柔毛，老时无毛。叶对生，茎下部叶3裂或不分裂；茎中部叶为三出复叶，小叶通常3片，小叶片长圆形、卵状长圆形或椭圆形，长2～7 cm，宽1.5～2.5 cm，边缘有锯齿，无毛或有极稀疏短柔毛；茎上部叶小，条状披针形，3裂或不分裂。头状花序直径约1 cm，单个顶生或为伞房状；花序梗长1～8 cm；总苞外层的苞片匙形，先端增宽，无毛或仅边缘有稀疏柔毛；边缘为舌状花，舌片白色，椭圆状倒卵形，长5～

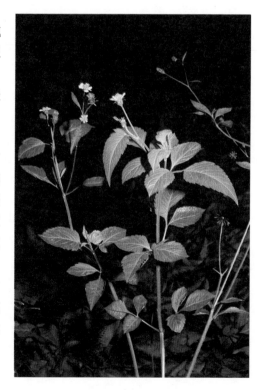

8 mm，宽3.5～5 mm，先端钝或有缺刻；中央为管状花，黄色，5齿裂；雄蕊5枚，花药连合。瘦果黑色，顶端有3～4条芒刺，芒刺长1.5～2.5 mm，芒刺上有倒生的刺毛。花、果期秋季。

▶**生境分布** 生于旷野、荒地、路边、村边、湿润草丛中。分布于我国河南、山东、江苏、浙江、江西、安徽、福建、台湾、湖北、湖南、广东、广西、海南、四川、云南、贵州；亚洲和美洲的热带、亚热带地区也有分布。

▶**采收加工** 同金盏银盘。

▶**性味功效** 同金盏银盘。

▶**用量** 同金盏银盘。

▶**验方** 同金盏银盘。

匍 伏 堇（蔓茎堇菜）

▶**来源** 堇菜科植物七星莲 *Viola diffusa* Ging的全草。

▶**形态** 一年生草本。茎不明显。主根直生。全株有糙毛和柔毛。花期生出平卧地面的细长枝，枝顶端簇生莲座状叶，通常生不定根。单叶，基本叶多数，丛生呈莲座状，或在平卧地面的细长枝上互生；叶片卵形或卵状或卵状长圆形，长1.5～3 cm，宽1～2 cm，先端钝或略尖，基部宽楔形或截形，少为心形，边缘有毛和钝齿，嫩叶两面密生柔毛；叶柄两侧有狭翅，有毛；托叶基部与叶柄合生，2/3离生，线状披针形，有毛。花淡紫色或淡黄色，腋生，由基部抽出；花梗长1.5～8 cm，中部有1对线形小苞片；花瓣5片，下方1片通常稍大且基部延伸成短距；雄蕊5枚。蒴果长圆形，无毛。花、果期3～8月。

▶**生境分布** 生于湿润的山坡、林边、林下、沟边、草坡、岩石缝中。分布于我国陕西、甘肃、河北、河南、江苏、浙江、江西、安徽、福建、台湾、湖北、湖南、广东、广西、海南、四川、云南、贵州、西藏；越南、印度、尼泊尔、菲律宾、马来西亚、日本也有分布。

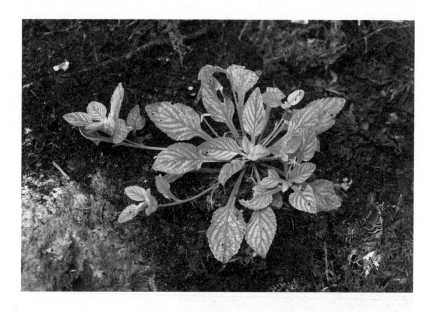

▶**采收加工**　夏、秋季采，鲜用或晒干。用时洗净，切碎。

▶**性味功效**　苦，寒。清热解毒，消肿止痛，抗菌消炎。

▶**用量**　10～15 g。

▶**验方**　1. 毒蛇咬伤：①鲜匍伏堇（或长萼堇菜，又名犁头草）、鲜连钱草、鲜野菊花叶各100 g。捣烂取汁服，药渣敷伤口周围。服药汁后忌饮温开水及热食物。②鲜匍伏堇（或长萼堇菜）、鲜四块瓦（丝穗金粟兰的根）各30 g。捣烂，敷伤口周围；同时绞取药汁少许服。③鲜匍伏堇（或长萼堇菜）60 g，鲜地耳草、鲜蛇莓各30 g。捣烂，调米酒适量，榨汁服；药渣敷伤口周围，每日2次。④鲜匍伏堇（或长萼堇菜）、鲜瓜子金、鲜半边莲各适量。捣烂，敷伤口周围；或匍伏堇（或长萼堇菜）、生何首乌、金荞麦（野荞麦的块根）、八角莲各适量，生天南星1～3粒捣碎，敷伤口周围。同时取生何首乌120 g，金荞麦60 g，鹅掌金星全草（金鸡脚，又名三叉蕨）10 g，黄连6 g，青木香5 g。水煎服，每小时煎服1次，连服3次。⑤鲜匍伏堇（或长萼堇菜）、鲜鹅掌金星全草、鲜木根皮各适量。捣烂，敷伤口周围；另取匍伏堇（或长萼堇菜）、半边莲各等量，研细粉，每次服6g，用温开水或淡米酒送服，每日服3次。

2. 蜈蚣咬伤：鲜匍伏堇（或长萼堇菜）适量。捣烂，敷患处。

3. 蛇咬伤：鲜匍伏堇（或长萼堇菜）适量，雄黄3g。捣烂，敷伤口周围。

穿 心 莲（榄核莲、斩蛇剑、一见喜）

▶来源　爵床科植物穿心莲 *Andrographis paniculata*（Burm.f.）Nees 的地上部分或全草。

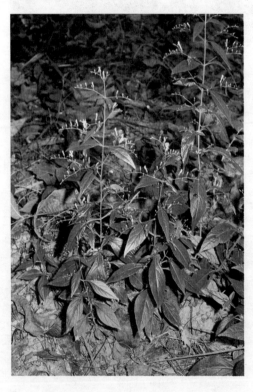

▶形态　一年生直立草本，高50～100 cm。茎无毛，四方形，节稍膨大，枝对生。单叶对生；叶片椭圆形或椭圆状披针形，长3～7 cm，宽1.5～3 cm，先端尖，基部狭，边缘有小锯齿或近全缘，两面均无毛；叶柄短，无毛。花白色带紫色斑点，偏生于花枝上侧；总状花序生于枝顶或叶腋，或集成圆锥花序；花萼有腺毛和微毛；花冠唇形，长约1.2 cm，外面有腺毛和短柔毛；雄蕊2枚，花药2室，1室的基部和花丝一侧有柔毛。蒴果直立，长椭圆形，有棱，长约1 cm，疏生腺毛。内有种子12粒。种子有种钩。花、果期夏、秋季。

▶**生境分布**　栽培植物。我国浙江、江西、福建、台湾、广东、广西、海南有栽培；印度、巴基斯坦、斯里兰卡、孟加拉、越南也有栽培。

▶**采收加工**　夏、秋季采，鲜用或晒干。用时洗净，切短段。

▶**性味功效**　苦，寒。清热解毒，消肿止痛，凉血，泻火，抗菌，抗肿瘤。

▶**用量**　6～10 g。

▶**验方**　1. 毒蛇咬伤：①鲜穿心莲叶适量。捣烂，调烟筒油（旱烟筒内之油）适量，敷伤口周围；另取鲜穿心莲叶15 g，水煎服。②穿心莲、半枝莲、白花蛇舌草各30 g，七叶一枝花（或重楼）10 g。水煎服，每日服1～2剂。③鲜穿心莲叶、鲜半边莲各30 g，鲜大半边莲（粗喙秋海棠或裂叶秋海棠）150 g，薄荷（或皱叶薄荷又名留兰香）15 g。水煎洗肿处（伤口勿洗）；另取鲜穿心莲15 g，水煎服。④穿心莲30 g。水煎服；另取鲜穿心莲适量，捣烂，加酒适量调匀，敷伤口周围。

2. 青竹蛇咬伤：①鲜穿心莲叶、鲜半边莲、鲜一枝黄花各30 g。捣烂取汁，加米酒15～30 ml调匀顿服，药渣敷伤口周围。②鲜穿心莲叶100 g。捣汁，调米酒适量服，药渣敷伤口周围。

娃儿藤根（三十六荡）

▶**来源**　萝藦科植物娃儿藤 *Tylophora ovata*（Lindl.）Hook.ex Steud. 的根。

▶**形态**　多年生缠绕藤本。新鲜时折断有乳状汁液流出。须根多达20～30条，丛生，肉质圆柱形，淡黄色或黄白色。茎密生锈黄色柔毛。单叶对生；叶片卵形或卵状椭圆形，长2.5～6 cm，宽2～5.5 cm，

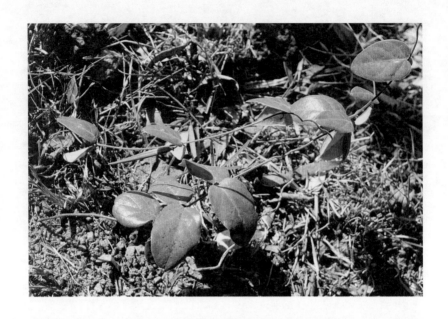

先端尖，基部心形，边缘全缘，两面均有锈黄色柔毛，下面的毛较密；叶柄在毛。花黄绿色或淡黄色；聚伞花序房状生于叶腋；花序梗和花梗均有锈黄色柔毛；花冠钟状，两面均有微毛，5裂；副花冠5裂，裂片顶端高达花药的一半；雄花5枚，与雌蕊黏生成合蕊柱。蓇葖果双生，披针状圆柱形，长4~6 cm，直径约1 cm，无毛，内有多数种子。种子顶端有长约3 cm的白色种毛。花、果期4~12月。

　　▶**生境分布**　生于山野路边、山坡、山谷、林边灌木丛中、疏林下、海滨沙滩草丛中。分布于我国浙江、江西、安徽、福建、台湾、湖南、广东、广西、海南、云南；越南、老挝、缅甸、印度也有分布。

　　▶**采收加工**　全年可采，鲜用或晒干。用时洗净，切碎。

　　▶**性味功效**　辛，温；有毒。消肿止痛，祛痰催吐，止咳定喘，散瘀，抗菌。

　　▶**用量**　3~10 g。

►**禁忌**　孕妇忌服。

►**验方**　1. 吹风蛇咬伤：①鲜娃儿藤根适量。捣烂，加酒调匀，由上而下擦患处（伤口勿擦）。②娃儿藤根30 g，徐长卿15 g。研细粉，每次取6 g，冲米三花酒适量（依患者酒量而定）服，每日服3次，并取药酒少许，由远而近擦患处（伤口勿擦）。

2. 毒蛇咬伤：①鲜娃儿藤根30 g，鲜竹叶花椒根（或岭南花椒根）60 g，鲜朱砂根（或百两金根）25 g。水煎2次，每次加米酒少许调服，每日服1剂。②鲜娃儿藤根适量。捣烂，加甜酒适量擂汁，取汁擦伤口周围及肿处；同时取娃儿藤根15 g，酌加甜酒擂汁服。

3. 金环蛇、银环蛇或其他毒蛇咬伤：①鲜娃儿藤根、鲜小叶黑面神叶、鲜竹叶榕叶、鲜无患子树皮（或根皮）二层皮、鲜水蔓青全草各等量。共捣烂，用醋（金环蛇或银环蛇咬伤）或用酒（其他毒蛇咬伤）浸过药面，蒸热，内服药液少许，并取药液自上而下擦痛肿处，伤口勿擦，药渣敷伤口周围。②娃儿藤根、乌桕（或红乌桕）根皮、无患子树皮（或根皮）、瓜子金全草、大金不换（华南远志）全草、六棱菊全草、含羞草决明全草各15 g。用米双酒500 ml浸30日后用，每次服30～50 ml，重症加倍。金环蛇或银环蛇咬伤，每半小时服1次，症状好转后改为每2～3小时服1次。青竹蛇或吹风蛇咬伤，每2～3小时服1次（重症每半小时服1次）。并用药酒自上而下擦伤口周围，每日擦4～5次。不能饮酒者，用冷开水冲药酒服。

破 天 菜（大号半边莲、野烟）

►**来源**　桔梗科（或半边莲科）植物西南山梗菜 *Lobelia sequinii* Lévl. et Vant. 的根或全草。

►**形态**　半灌木状草本，高1～2 m。新鲜时折断有乳状汁液。根圆锥形，表面黄白色，断面淡黄白色。嫩枝无毛，茎有纵沟纹，中空。单叶互生，呈螺旋状排列；叶片长圆形或披针形，长6～25 cm，

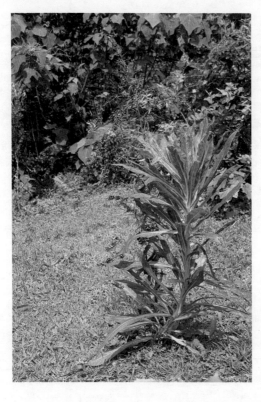

宽1.5～4 cm，先端尖，基部狭，边缘有锯齿，两面均无毛；叶柄短或近无柄。花淡蓝色或蓝紫色，长2.5～3.5 cm；总状花序生于主茎或分枝顶端；花密集，偏向花序轴一侧，花梗长5～8 mm，向后弯垂；小苞片着生于花萼筒的基部；花萼筒长5～8 mm，无毛，5裂，裂片边缘全缘；花冠5裂近2唇形，外面无毛，内面喉部密生柔毛；雄蕊5枚，花药聚生。蒴果长约1 cm，宽约6 mm，无毛。种子多数，表面有蜂窝状纹饰。花、果期8～10月。

▶**生境分布**　生于阴湿的山坡、山脚、林边、路边、草地。分布于江西、湖北、福建、湖南、广西、贵州、四川、云南。

▶**采收加工**　夏、秋季采，鲜用或晒干。用时洗净，切碎。

▶**性味功效**　辛，寒；有大毒。清热解毒，祛风止痛，开窍破瘀，杀虫。

▶**用量**　1～1.5 g。

▶**禁忌**　本品有毒，服用量过多会引起呕吐或泻下。

▶**验方**　1. 毒蛇咬伤：破天菜适量，研细粉，冷开水调匀，敷伤口周围。

2. 毒蛇咬伤，局部肿硬，头昏眼花，疲乏思睡：鲜破天菜全草

30 g，鲜鬼针草全草60 g。捣烂绞汁服或水煎服。若兼喉痹者，另外加六神丸（中成药）20粒同服。

3. 蛇咬伤：鲜破天菜适量。捣烂，敷伤口周围，或绞汁涂伤口周围。

4. 毒虫蜇伤：鲜破天菜叶适量。搓擦患处。

破 铜 钱（江西金钱草）

▶来源　伞形科植物破铜钱 *Hydrocotyle sibthorpioides* Lam. var. *batrachium*（Hance）Hand. -Mazz.ex Shan 的全草。

▶形态　多年生卧地草本。茎细长，节上生根，常成小片生长。单叶互生；叶片肾圆形或圆形，长0.5～1 cm，宽0.8～2 cm，边缘

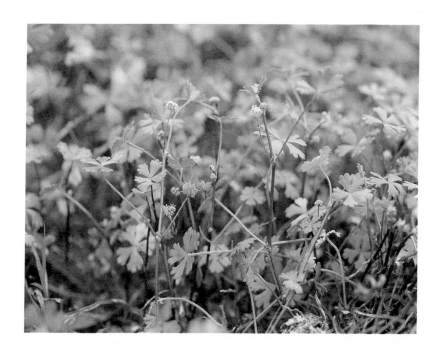

3～5深裂几达基部，裂片均呈楔形，裂片的顶部再呈3～5浅裂，裂片圆形，下面有毛或两面近无毛；叶柄长达9 cm，无毛或顶端有毛。花小，绿白色；伞形花序与叶对生，单生于节上；花序梗长0.5～3 cm；每一伞形花序有花5～15朵，密集成头状；花瓣5片；雄蕊5枚。果实近球形，无毛。花、果期4～10月。

▶**生境分布**　生于湿润的河沟边、水田边、田埂、湖滩、路边、山沟、山谷。分布于我国浙江、江西、安徽、福建、台湾、湖北、湖南、广东、广西、海南、四川；越南也有分布。

▶**采收加工**　同天胡荽。

▶**性味功效**　同天胡荽。

▶**用量**　同天胡荽。

▶**验方**　同天胡荽。

积 雪 草（崩大碗、雷公根）

▶**来源**　伞形科植物积雪草 *Centella asiatica*（L.）Urban 的全草。

▶**形态**　多年生草本。茎圆柱形，平卧地面，无毛，节上生根。单叶互生，或3～4片丛生于节上；叶片圆形、肾形或马蹄形，长1～3 cm，宽1.5～4 cm，边缘有钝齿，两面无毛或下面脉上有疏毛；叶柄长3～6 cm，无毛或上部有柔毛。花紫红色；伞形花序单个或2～4个聚生于叶腋；每个伞形花序有花3～4朵，聚集成头状；花无柄或有极短柄；花瓣在花蕾时覆瓦状排列，花瓣5片；雄蕊5枚。果实扁球形，直径约3 mm，有纵棱数条，棱间有小横脉，表面呈网纹状，有毛或无毛。花、果期4～10月。

▶**生境分布**　生于田边、田埂、沟边、路边、园边、山坡、山谷湿润处。分布于我国陕西、江苏、浙江、江西、安徽、福建、台湾、湖北、湖南、广东、广西、海南、四川、云南；越南、斯里兰卡、印度、马来西亚、印度尼西亚、日本、澳大利亚及中非、南非、大洋洲

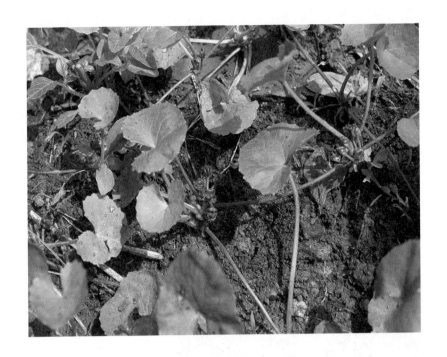

群岛也有分布。

　　▶采收加工　全年可采，鲜用或晒干。用时洗净，切碎。

　　▶性味功效　甘、苦，微寒。清热解毒，散瘀消肿，抗菌，抗艾滋病病毒。

　　▶用量　15～30 g。

　　▶验方　毒蛇咬伤：①鲜积雪草30 g，青木香15 g。水煎，分2次服，重症每日服2剂；另取鲜积雪草、鲜乌桕嫩叶各等量，捣烂绞汁，酌加烧酒调匀，涂伤口周围及肿处，药干又涂，或捣烂，酌加酒糟调匀敷伤口周围及肿处。②鲜积雪草60 g，鲜半边莲、鲜杠板归各30 g，鲜犁头草（长萼堇菜）15 g。捣烂，加冷开水擂汁服。同时取以上各味鲜药适量，捣烂，敷伤口周围及肿处。③鲜积雪草、鲜丁癸草、鲜乌桕叶、鲜杠板归各60 g，鲜半边莲、鲜地耳草、鲜犁头草各100 g。捣烂，加冷开水适量，反复捣汁，取500～1000 ml，加入雄黄10 g，白酒适量，调匀，取一半加糖适量，分2次服，每日1剂；另一半不加糖，用纱布浸渍药汁敷伤口周围，勤将药汁涂纱布上，保持纱布湿润。注意不使药汁流入伤口。

狸尾草（狐狸尾、兔尾草）

▶**来源** 豆科（或蝶形花科）植物狸尾豆 *Uraria lagopodioides* （L.）Desv. 的嫩枝叶或全草。

▶**形态** 多年生草本。茎平卧地面或斜升，高20~40 cm。嫩枝

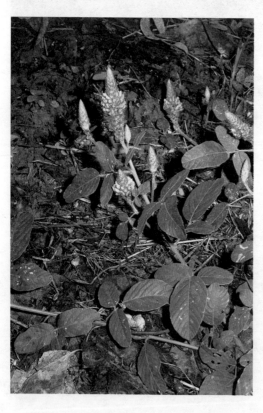

有短柔毛。叶互生，多为三出复叶，稀兼有单小叶；小叶片近圆形、椭圆形或卵形，长2~6 cm，宽1.5~3 cm，侧生小叶较小，边缘全缘，上面近无毛，下面有短柔毛，网脉两面均明显；托叶三角形；小托叶刚毛状。花淡紫色或淡红色；总状花序圆柱形或椭圆形，长3~6 cm，直径1.5~2 cm，直立，生于枝顶，密生柔毛，花排列紧密，苞片宽卵形，长约1 cm，先端尖，有柔毛；花萼5裂，下部3裂片刺毛状，比上部2裂片长3倍以

上，有长柔毛；花冠蝶形；雄蕊10枚，其中9枚花丝合生。荚果包藏于宿存萼内，有荚节1~2，无毛，成熟时黑色，每荚节有种子1柱。花、果期8~10月。

▶**生境分布** 生于山坡灌木丛或草丛中。分布于我国江西、福建、台湾、湖南、广东、广西、海南、贵州、云南；印度、缅甸、越南、菲律宾、马来西亚、澳大利亚也有分布。

▶**采收加工** 夏、秋季采，鲜用或晒干。用时洗净，切碎。

▶**性味功效** 甘、淡，平。清热解毒，散结消肿。

▶**用量** 10~15 g。

▶**验方** 毒蛇咬伤：①鲜狸尾草嫩枝叶30~60 g。嚼烂，用冷开水或米酒送服，药渣敷伤口周围。②鲜狸尾草、鲜半边莲、鲜白花蛇舌草、鲜瓜子金各30 g。水煎服，每日服2剂，症状减轻后改为每日服1剂，服至痊愈为止。③狸尾草、七叶一枝花（或重楼）、八角莲各15 g，青木香20 g，半边莲、天胡荽各30 g。水煎服；另取鲜狸尾草嫩枝叶、鲜半边莲、鲜一点红各等量，捣烂，敷伤口周围。④鲜狸尾草、鲜地耳草、鲜半边莲、鲜七叶一枝花（或重楼）各适量，雄黄10 g。共捣烂，加米酒适量拌匀，搅拌取汁，服半茶杯，药渣敷伤口周围。

浙 贝 母

▶**来源** 百合科植物浙贝母 *Fritillaria thunbergii* Miq. 的鳞茎。

▶**形态** 多年生直立草本，高40~80 cm。地下鳞茎近球形，由2~3片鳞瓣组成，直径1.5~3 cm。单叶，在最下面的对生或散生，向上兼有散生、对生和轮生；叶片条形或披针形，长7~11 cm，宽1~2.5 cm，先端不卷曲或稍卷曲，边缘全缘，两面均无毛。花淡黄色有时带淡紫色，单朵生于枝顶或叶腋，弯垂；顶端花有3~4枚叶状苞片，其余的有2枚苞片，苞片上端卷曲；花被片6片，分离，长2.5~

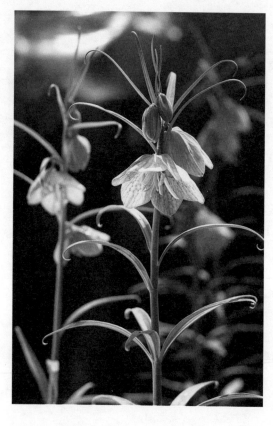

3.5 cm，宽约1 cm；花被片上的蜜腺窝在背面上不很明显；雄蕊6枚。蒴果长约2 cm，宽约2.5 cm，有6棱，棱上有翅，翅宽6～8 cm。种子边缘有狭翅。花、果期3～5月。

▶**生境分布**　生于山地阴湿处、竹林下或栽培。分布于我国江苏、浙江、湖南；日本也有分布。

▶**采收加工**　初夏植株枯萎时采挖，大小分开，大者除去芯芽，习称大贝；小者不去芯芽，习称珠贝。分别撞擦，除去外皮，拌以煅过的贝壳粉，吸去擦出的浆汁，干燥。

▶**性味功效**　苦，寒。清热散结，化痰止咳。

▶**用量**　5～10 g。

▶**禁忌**　不宜与乌头类药同用。

▶**验方**　1. 银环蛇咬伤：浙贝母、金银花各10 g，槟榔15 g，山药、归尾、白茯苓、川牛膝、牡丹皮各6 g，贝母、木香、甘草各3 g，黄连2 g。加水2碗，煎成1碗，取汁冲米双酒服。

2. 毒蛇咬伤：浙贝母、吴茱萸各10 g，雄黄、白芷、威灵仙、五灵脂各12 g，细辛6 g。水煎服。

3. 吹风蛇咬伤：浙贝母（或贝母）、威灵仙各10 g，金银花30 g，七叶一枝花（或重楼）15 g，吴茱萸、白芷各6 g，甘草、雄黄各3 g。水煎服。同时取鲜半边莲、鲜地耳草、鲜乌桕叶、鲜丁癸草（又名二叶人字草）、鲜瓜子金、雄黄各适量。捣烂，加米酒调匀，取汁服，药渣敷伤口周围。

假 花 生

▶来源　豆科（或蝶形花科）植物假地豆 *Desmodium heterocarpum*（L.）DC. 的全草。

▶形态　半灌木。茎直立或铺地，有毛，后变无毛。叶互生，羽状三出复叶，小叶3片；小叶片椭圆形、长椭圆形或宽倒卵形，长2～6 cm，宽1～3 cm，边缘全缘，上面无毛，下面有伏贴短柔毛，侧生小叶较小；叶柄长1～2 cm；托叶三角形；小叶柄长1～2 mm；小托叶丝状。花紫红色或淡紫色；总状花序长2.5～7 cm，生于枝顶或叶腋；花极密；总花梗密生开展的淡黄色钩状毛；花冠蝶形；雄蕊10枚，其中9枚合生。荚果密集，狭长圆形，长1～2 cm，宽约3 mm，腹缝线浅波状，两面均有钩状毛，节荚通常4～7个。花、果期7～11月。

▶生境分布　生于山野、路边、水边、草地、坡地、灌丛中。分布于我国江苏、浙江、江西、安徽、福建、台湾、湖北、湖南、广东、广西、海南、四川、云南、贵州；越南、老挝、柬埔寨、泰国、缅甸、印度、斯里兰卡、马来西亚、日本及太平洋与大西洋群岛也有分布。

▶采收加工　全年可采，鲜用或晒干。用时洗净，切碎。

▶性味功效　甘、淡，凉。清热解毒，消肿止痛。

▶用量　10～15 g。

▶禁忌　孕妇忌服。

▶验方　1. 青竹蛇、眼镜蛇咬伤：假花生、白花蛇舌草各15 g，

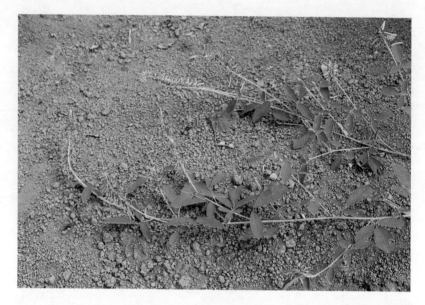

徐长卿、吴茱萸各10 g。水煎,冲米酒适量服;另取七叶一枝花(或重楼)适量,磨酸醋,取浓汁涂伤口周围及肿处。

2. 青竹蛇、眼镜蛇、蝰蛇、海蛇、烙铁头蛇等毒蛇咬伤:假花生叶或全株、截叶铁扫帚叶或全株各等量。研细粉,每次服10 g,每日服3次,温开水送服;或取上药鲜品各30~60 g,嚼服。严重患者,将头顶百会穴的头发剃去,用消毒针挑刺使微出血,取药粉15~30 g,用温开水适量调匀成糊状,敷百会穴,保持药面湿润,每日换1~2次。同时取羊耳菊全株、地全草、千里光全草、异叶爬山虎(假葡萄)枝叶各等量(鲜品或干品均可)。水煎洗患处,每日1~3次。

韩 信 草 (向天盏、耳挖草)

▶来源　唇形科植物韩信草 *Scutellaria indica* L. 的全草。

▶形态　多年生直立草本,高10~20 cm。茎四棱形,密生短柔毛。单叶对生；叶片卵圆形，长1.5～2.5 cm，宽1～2 cm，生于茎中部者最大，先端钝，基部截形或近心形，边缘有细圆齿，两面密生柔毛或糙伏毛或平展具节长柔毛，下面的毛较密；叶柄密生柔毛。花蓝紫色；总状花序生于枝顶，通常长4～8 cm；花序轴和花梗有平展长柔毛；花萼2唇形，有平展长柔毛，盾片高约1.5 mm，结果时增大；花冠2唇形，长1.5～2 cm，外面有微柔毛；雄蕊4枚。小坚果卵形，表面有小凸点。花、果期11月至次年5月。

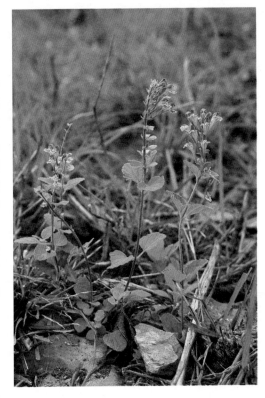

▶**生境分布**　生于荒山草地、山坡丛林边、田边湿地、水沟边。分布于我国陕西、河南、江苏、浙江、江西、安徽、福建、台湾、广东、广西、海南、四川、云南、贵州；越南、老挝、柬埔寨、泰国、缅甸、印度、印度尼西亚、日本也有分布。

▶**采收加工**　夏、秋季采，鲜用或晒干。用时洗净，切碎。

▶**性味功效**　微辛，温。消肿解毒，止血，止痛。

▶**用量**　6～15 g。

▶**禁忌**　孕妇忌服。

▶**验方**　1. 毒蛇咬伤：①鲜韩信草100 g。捣烂绞汁冲冷开水服，药渣敷伤口周围。②韩信草、半边莲、一碗泡（远志科的齿果草全草）、千金藤块根（或广西地不容块根）各15 g。加酒适量，共捣烂，取汁内服，药渣敷伤口周围。③鲜韩信草适量。捣烂，加酒调匀，自上而下擦伤口周围。蛇牙不出者，先扩创伤口取出蛇牙，或用大蒜头1枚，沙姜3 g。捣烂，敷伤口周围。

2. 蝮蛇、蕲蛇咬伤：①鲜韩信草、鲜连钱草、鲜半边莲各适量。捣烂，敷伤口周围。②鲜韩信草捣烂，取汁60 ml，加热黄酒120 ml冲服，盖被发汗为效，捣烂，药渣敷伤口周围。

雄 黄（黄金石、明矾黄、雄精）

▶**来源** 为硫化物类矿石，主含硫化砷。原矿物为雄黄 Realgar。

▶**性状** 单斜晶系。晶体为柱状，柱面常有垂直细条纹，常见为致密块状集合体。橘红色，少数为暗红色。条痕为浅橘红色。半透明，晶面有金刚光泽，断面呈脂肪光泽。硬度1.5～2.0。比重3.4～3.6。易溶于硝酸，难溶于水。加热则发生火焰，与硝酸钾混合则发生爆炸。加火烧之，冒白烟有剧毒，并散发出蒜臭气。以块大、熟透、酥松、色红、无夹石、有光泽者为佳。

▶**产地** 陕西、甘肃、湖北、湖南、贵州、云南、四川。

▶**采收加工** 雄黄在矿中，质软如泥，遇空气即变硬，一般用竹刀剔取其熟透部分，除去泥土、砂石等杂质，敲碎研粉用，或水飞备用。

▶**性味功效** 辛、苦，温；有毒。解毒，燥湿，杀虫，止痒。

▶**用量** 0.3～1 g。作丸剂、散剂应用。

▶**禁忌** 阴虚血亏者及孕妇忌用。外用为主，内服宜慎。本品也能从皮肤吸收，故大面积或长期外用亦会产生中毒现象。忌火煅。

▶**验方** 1.毒蛇咬伤：①雄黄1.5 g，大蒜1枚。捣烂，敷伤口周围；另取甘草10 g，水煎服。②雄黄、七叶一枝花（或重楼）各适量。

捣烂，敷伤口周围。③雄黄、白芷各10 g，鲜半边莲250 g。捣烂，敷伤口周围；另取鲜半边莲120 g，捣烂，绞汁服。④雄黄、七叶一枝花、半边莲各适量。捣烂，敷伤口周围；另取七叶一枝花、半边莲各15 g，雄黄1 g，水煎服。⑤雄黄、黄糖各10 g，人乳汁、白酒各3 ml，鲜鹅不食草30 g。捣烂拌匀，敷伤口周围。如伤口溃破，应从伤口附近用针刺2个点（刺至见血为

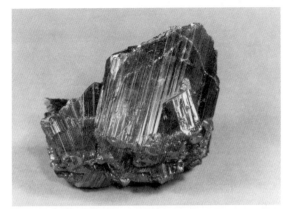

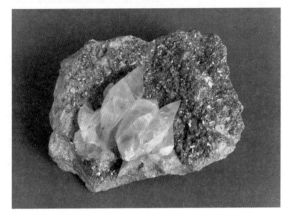

度），然后敷药，如牙关紧闭，亦应刺破后敷药。严重者，可取鲜七叶一枝花（或重楼）250 g，捣烂绞汁，温开水冲服（无鲜品，干品亦可）。⑥雄黄5 g，蛇含全草30 g，白芷10 g。合捣成丸，每丸重6 g，每次取4丸，水煎代茶饮。

2. 金环蛇、吹风蛇咬伤：雄黄粉、七叶一枝花（或重楼）各10 g，蜈蚣（活蜈蚣更佳）2条。取三花酒500 ml，浸泡10日后用，服药酒30～60 ml，若未愈，1～2小时后再服1次。

3. 蜈蚣咬伤：雄黄、生姜汁各适量。用雄黄在生姜汁中磨成浓

汁，频涂患处，伤口勿涂。

4. 蜜蜂蜇伤：雄黄、胆矾各3 g，蟑螂屎6 g。研细粉，涂患处。

5. 蛇咬伤：①雄黄、五灵脂各30 g。研细粉，每次服6 g，每2小时服1次，每日服4～8次，冷开水送服；另取雄黄60 g，研细粉，加香油调匀敷伤口周围。②先饮米醋1～2碗，然后取雄黄8 g，五灵脂15 g。研细粉，冷开水送服（若神昏则灌服），不久伤口流出黄水，水尽则肿消；另取雄黄粉掺之，伤口合而愈。

隔 山 香（香白芷）

▶**来源**　伞形科植物隔山香 *Ostericum citriodorum* （Hance）Yuan et Shan. 的根。

▶**形态**　多年生直立草本，高0.7～1.5 m。根肉质肥大，纺锤形，多个丛生，表面土黄色，切断面白色。茎圆柱形，无毛，中空，有纵沟纹。叶互生，2～3回羽状复叶，末回裂片长圆状披针形或长披针形，长3～6.5 cm，宽0.4～2.5 cm，边缘有密的极细齿，干后波状皱缩，两面均无毛。花白色；复伞形花序生于枝顶；总苞片6～8片，披针形；小总苞片5～8片，狭线形；花瓣5片；雄蕊5枚，子房下位。果实扁平椭圆形，长约4 mm，宽约3 mm，无毛，有类似柠檬的香气，成熟时金黄色。花、果期6～10月。

▶**生境分布**　生于山坡、林边、路边、草丛中。分布于浙江、江西、福建、湖南、广东、广西。

▶**采收加工**　秋、冬季采，鲜用或阴干。用时洗净，切碎。

▶**性味功效**　辛、苦，微温。行气止痛，活血散瘀，解蛇毒。

▶**用量**　10～15 g。

▶**验方**　1. 毒蛇咬伤：①隔山香、八角莲、飞天蜈蚣（云南蓍全草）、两面针根各30 g。捣烂，用第2次淘米水调敷伤口周围；另取隔山香、八角莲各10 g，水煎服。②鲜隔山香30 g，鲜王瓜根15 g。泡酒

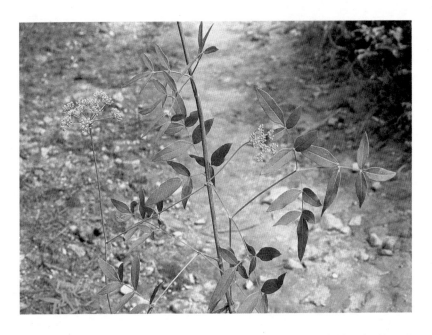

服，或水煎加烧酒适量冲服。③隔山香、龙胆各15 g。水煎，加甜酒适量调服；另取鲜大田基黄根（星宿菜根）、鲜牡荆叶、鲜樟树叶各等量，甜酒少量。捣烂，敷伤口周围及肿处。④隔山香研细粉，每次服10 g，井水或泉水送服，每日服2～3次。

2. 毒蛇咬伤兼见寒热表症：隔山香、隔山香果各10 g，金银花15 g，七星剑（石香薷全草）、紫苏各6 g。水煎服。

隔 山 消（隔山撬、白首乌）

▶来源　萝藦科植物牛皮消 *Cynanchum auriculatum* Royle ex Wight的块根。

▶形态　多年生直立或蔓性草本，新鲜时折断有乳状汁液。块根圆柱形，长10～20 cm，直径约3 cm，外表面黄褐色或淡红棕色，切断

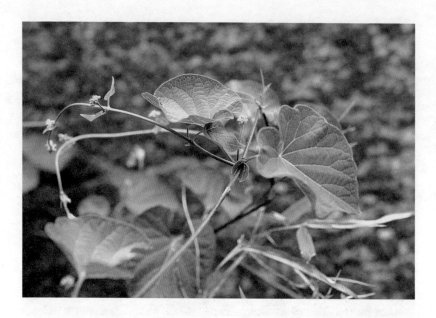

面淡黄棕色。茎圆柱形，有微柔毛。单叶对生；叶片宽卵形或卵状长圆形，长4~12 cm，宽4~10 cm，先端尖，基部心形，两侧圆耳状，边缘全缘，两面均有微毛。花白色微带红色；聚伞花序伞房状生于叶腋；花序梗比花梗长5~10倍，长达10 cm；花冠开放后辐状，5裂，裂片反折，内面有疏柔毛；副花冠浅杯状，5裂；雄蕊5枚，与雌蕊黏合成合蕊柱。蓇葖果双生，狭披针形，长约8 cm，直径约1 cm。种子卵状椭圆形，顶端有白色种毛。花、果期6~11月。

▶**生境分布**　生于山坡、路边、沟边灌丛中或石缝中。分布于中国陕西、河北、河南、山东、江苏、浙江、江西、安徽、福建、台湾、湖北、湖南、广东、广西、海南、四川、云南、贵州、西藏；印度也有分布。

▶**采收加工**　秋季采，切片，鲜用或晒干。用时洗净，切碎。

▶**性味功效**　甘、微苦，微温；有毒。健脾，补虚，抗菌消炎，抗蛇毒。

▶**用量**　10~15 g。

▶验方　1. 毒蛇咬伤：①隔山消10～15 g，山酢浆草全草1.5～3 g。研细粉，温米酒送服。同时，取隔山消、山酢浆草各适量，捣烂，敷伤口周围。皮肤起泡者也有效。②隔山消20 g，野三七（竹节参）60 g，八角莲、七叶一枝花（或重楼）各30 g，一点血、青木香各15 g，细辛、徐长卿各10 g，威灵仙6 g。研细粉，每次服1 g，半小时服1次，连服8次，凉开水送服。以后视病情逐步延长服药时间，至痊愈为止。如昏迷、心烦不安，加服牛黄清心丸（中成药）1丸。如尿少，取车前草、金银花、滑石、木通、广金钱草、半边莲各15～30 g。水煎服。③隔山消、八角莲（或川八角莲）、七叶一枝花（或重楼）、生天南星各30 g，生草乌、天葵子各15 g，乳香、没药各6 g。研细粉，水、酒各半调匀敷伤口周围。同时取鲜隔山消、白花蛇舌草各30 g，八角莲、王瓜根、仙茅各10 g，防己（粉防己）6 g，水煎服。重症每日服2剂。

2. 蕲蛇咬伤：鲜隔山消30 g，仙鹤草15 g，仙茅10 g。水煎服。同时取鲜隔山消、生天南星各等量，捣烂，敷伤口周围。

蜈　蚣（金头蜈蚣、百足）

▶来源　蜈蚣科动物多棘蜈蚣 *Scolopendra subspinipes mutidens*（Newport）的全体。

▶形态　体长而扁，长10～15 cm，宽约1 cm。全体由22个同形的环节组成，其中头板1个，背板21个。背板每个体节各有脚1对，共21对，脚的末端有爪。头部有1对细长分多节的触角。头部和第1背板金红色。头部后方是胴部，胴部第1对脚特别强大，形成镰形的毒颚，伸下头部下方的两侧，它的末端有毒腺口，用来毒杀小动物和作防御外敌的武器。

▶生境分布　生活在丘陵地带的温暖处，白天隐伏在墙基、土块、腐木等阴暗潮湿处，怕日光，夜间活动。也有人工养殖。分布于

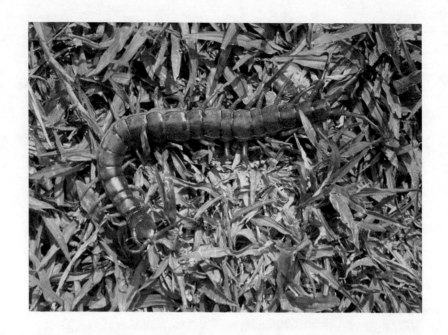

浙江、江西、湖北、湖南、福建、台湾、广东、广西、海南、四川。

▶**采收加工** 春、夏、秋三季捕捉。捕获后，用两端削尖的竹片，一头插入颚下，另一头扎入尾部上端撑起，晒干或用小火烘干；也可用沸水烫死后，晒干或烘干，或鲜用。

▶**性味功效** 辛，温；有毒。解毒，祛风，定惊，熄风，抗肿瘤。

▶**用量** 1～2 g。

▶**禁忌** 孕妇及体虚无湿毒者忌用。

▶**验方** 1. 毒蛇咬伤：①蜈蚣研细粉，每次服1 g，每日服2～3次，用米酒或开水送服。②蜈蚣3条，臭虫（木虱）7只，天南星1个，花椒30 g，七叶一枝花（或重楼）、八角莲各15 g，烟筒油（竹杆或木杆烟筒内的烟油）适量，捣烂，敷伤口周围，并在肿处外缘涂1圈。③蜈蚣1条，鲜天胡荽全草、鲜蛇含全草、鲜半边莲全草各适量，捣烂，敷伤口周围。④蜈蚣、全蝎各3条，穿山甲片3片，朱砂适量。共研细粉（忌火烘干），用冷开水分3次服。方内有剧毒药，慎用，心脏病、肾脏病患者及体弱多病者忌服。

2. 蛇咬伤，蜂、蝎蜇伤，蜘蛛毒：蜈蚣若干条。用白酒或醋浸泡过药面，浸7～10日后用，取浸液搽患处（伤口勿搽）。

3. 蜈蚣蜇伤，剧痛难忍：活蜈蚣（勿使伤破）浸入白酒中备用（浸过药面为度），取蜈蚣酒擦患处。

4. 蛇咬伤：蜈蚣5条，破石珠（三叶崖爬藤的块根）30 g（研粉）。用米三花酒250 ml浸泡30日以上，取药酒擦伤口周围，并内服药酒15 ml。

5. 青竹蛇咬伤：蜈蚣10条，生半夏15 g。用米双酒1 kg煎沸10分钟，服至醉为度。